Ulrike Kofahl · Brigitte Scharnhorst

DIE NEUE
ERFOLGSDIÄT
NACH MASS

Mit über 200 Rezepten

Sanft: 4-Wochen-Diät
Fein: 2-Wochen-Diät
Leicht: 8-Tage-Diät
Schnell: 4-Tage-Diät

Ein
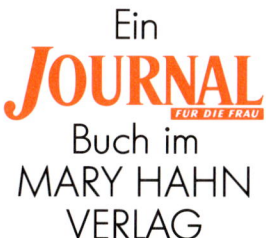
Buch im
MARY HAHN
VERLAG

Die Autorinnen:

Ulrike Kofahl, Jahrgang 1952,
ist Diplom-Ökotrophologin
und hat sich auf das Entwickeln
von Diäten spezialisiert.
Ulrike Kofahl ist heute Redak-
teurin im Ressort Kochen und
Haushalt von JOURNAL FÜR
DIE FRAU.

Brigitte Scharnhorst, Jahrgang
1941, hat eine umfassende Aus-
bildung als Journalistin und
Fachredakteurin. Seit zehn
Jahren ist sie Leiterin des Res-
sorts Kochen und Haushalt von
JOURNAL FÜR DIE FRAU.

Ein Buch aus der Produktion der Zeit-
schrift JOURNAL FÜR DIE FRAU

Redaktion: Geert Zebothsen
Rezepte: Ulrike Kofahl
Diät-Konzeption:
Brigitte Scharnhorst
Grafische Gestaltung:
Hartwig Kloevekorn
Umschlag: Wolfgang Heinzel
Herstellung: Franz Nellissen
Fotos: Uwe Bender, Hans Joachim
Schmidt, Ursula Sonnenberg
Fotoproduktion: Ulrike Brämer,
Esther Jansen, Meike Petersen

Satz: Atelier Hans Numberger,
München
Gesetzt aus: Times normal,
Futura leicht mit Futura fett,
Linotype System 4
Lithografie: Czech + Partner,
München
Druck und Bindearbeiten: Chemnitzer
Verlag und Druck GmbH, Zwickau
Printed in Germany
ISBN 3-87287-353-9

Inhalt

Warum Sie mit diesem Buch nicht nur problemlos abnehmen, sondern auch noch eine Menge für Ihre Gesundheit tun

● **Die Vier-Wochen-Erfolgsdiät mit 1000 Kalorien täglich ist für all diejenigen genau richtig, die sechs Kilogramm und mehr abnehmen wollen, denn sie kann mehrmals wiederholt werden.**

● **Die Zwei-Wochen-Diät mit ebenfalls 1000 Kalorien pro Tag läßt bis zu vier Kilogramm schmelzen. Wer mag, kann sie mit der Vier-Wochen-Diät kombinieren und hat dann einen Diätplan für sechs Wochen, der ebenfalls mehrfach wiederholt werden kann.**

● **Wer maximal zwei bis drei Kilogramm abzunehmen gedenkt, kann das am besten mit der Acht-Tage-Diät bei 800 Kalorien täglich.**

● **Gegen ein oder zwei überzählige Kilos – zum Beispiel nach zu üppigen Feiertags- oder Urlaubsschlemmereien – ist die Vier-Tage-Diät mit ebenfalls 800 Kalorien täglich zu empfehlen.**

Jeder sechste Bundesbürger hat an seinem Übergewicht schwer zu tragen. Anders formuliert: Rund zehn Millionen müßten ihrer Gesundheit zuliebe abnehmen. Auch wenn Sie nicht dazugehören und einfach nur der Linie wegen schlanker werden wollen: Dieses Buch kann jedem helfen, sein Ziel zu erreichen.

Und das auf ganz gesunde Weise. Denn alle Diäten sind nach den neuesten Erkenntnissen der Ernährungswissenschaft zusammengestellt worden, die ganz klar sagen: Die einzige Diätform, die sowohl der Linie als auch der Gesundheit guttut, ist die ›reduzierte Mischkost‹. Was heißt: Auf dem Speiseplan steht von allen wichtigen und wertvollen Lebensmitteln etwas – neben Fleisch, Fisch, Geflügel, Eiern, Milchprodukten, Gemüse und Obst ebenso fälschlicherweise als ›Dickmacher‹ gemiedene Lebensmittel wie Brot, Nudeln, Kartoffeln, Reis und auch Fett. Allerdings in Mengen, die das Kalorienkonto nicht belasten. Und so aufeinander abgestimmt, daß der Körper mit sämtlichen lebenswichtigen Nährstoffen garantiert ausreichend versorgt ist.

Nach diesem Mischkost-Prinzip sind alle Diäten in diesem Buch aufgebaut – welche Sie sich aussuchen, hängt allein von Ihren ganz persönlichen Bedürfnissen ab: Für jeden ist die passende Diät dabei – lesen Sie bitte links, welche Diät für wen die richtige ist.

Wer vor dem Diät-Start zur ›Inspektion‹ sollte

Wie gesagt, alle vier Diäten sind nach dem Mischkost-Prinzip aufgebaut und sorgen dafür, daß Sie weder hungern noch irgendeinen Nährstoffmangel befürchten müssen. Da aber jede Diät eine große Umstellung für den Körper bedeutet, sollten Sie zur Sicherheit vor dem Start mit Ihrem Arzt sprechen – jedenfalls dann, wenn Sie

● an Diabetes leiden,
● Herz- und Kreislaufstörungen haben,
● wegen chronischer Krankheiten behandelt werden oder
● jünger als 16 Jahre beziehungsweise älter als 60 Jahre sind.

Kleiner Aufwand, große Wirkung

Jede der vier Diäten macht Ihnen das Leben leichter – und zwar nicht nur an Gewicht, sondern auch an Arbeit. Denn:

● Zu jeder Diät gibt es Vorratslisten und Einkaufszettel – Reste bleiben kaum übrig, wenn Sie sich daran halten.

● Alle Gerichte können auch Ungeübte einfach zubereiten.

● Alle Mahlzeiten lassen sich untereinander austauschen. Berufstätige kochen also abends und essen die kalte Mahlzeit mittags am Arbeitsplatz – Hausfrauen machen es umgekehrt.

● Alle Gerichte sind für eine Portion berechnet. Doch bei der Vier-Wochen-Diät brauchen Sie für Ihre Familie nicht extra etwas anderes auf den Tisch zu bringen: Zu jeder warmen Mahlzeit machen wir Ergänzungsvorschläge für Normalesser.

● Sollten andere Familienmitglieder ebenfalls abnehmen wollen, brauchen Sie die jeweiligen Rezeptzutaten nur entsprechend zu vervielfachen.

● Wer ein Gericht gar nicht mag, kann stattdessen eines mit gleicher Kalorienzahl von einem der anderen Diättage wählen.

● Gefällt Ihnen ausnahmsweise mal ein ganzer Diät-Tagesplan nicht, wiederholen Sie einfach einen der anderen – die optimale Mischung ist immer gewährleistet.

Vom Durchhalten bis zur Zeit nach der Diät

Über die einzelnen Diäten und ihre Rezepte hinaus gibt es in diesem Buch umfangreiche Zusatz-Informationen: Wie der Körper auf Diäten reagiert, was man beim Abnehmen tun muß, um leichter durchzuhalten, mit welchen Mitteln man hinterher sein Gewicht hält und warum Bewegung bei alledem so wichtig ist.

Ihre Redaktion **JOURNAL** FÜR DIE FRAU

Egal, welche Diät Sie sich aussuchen: Alle Mahlzeiten sind nicht nur gesund und schmecken – sie sind auch ganz einfach zuzubereiten und kosten nicht zuviel.

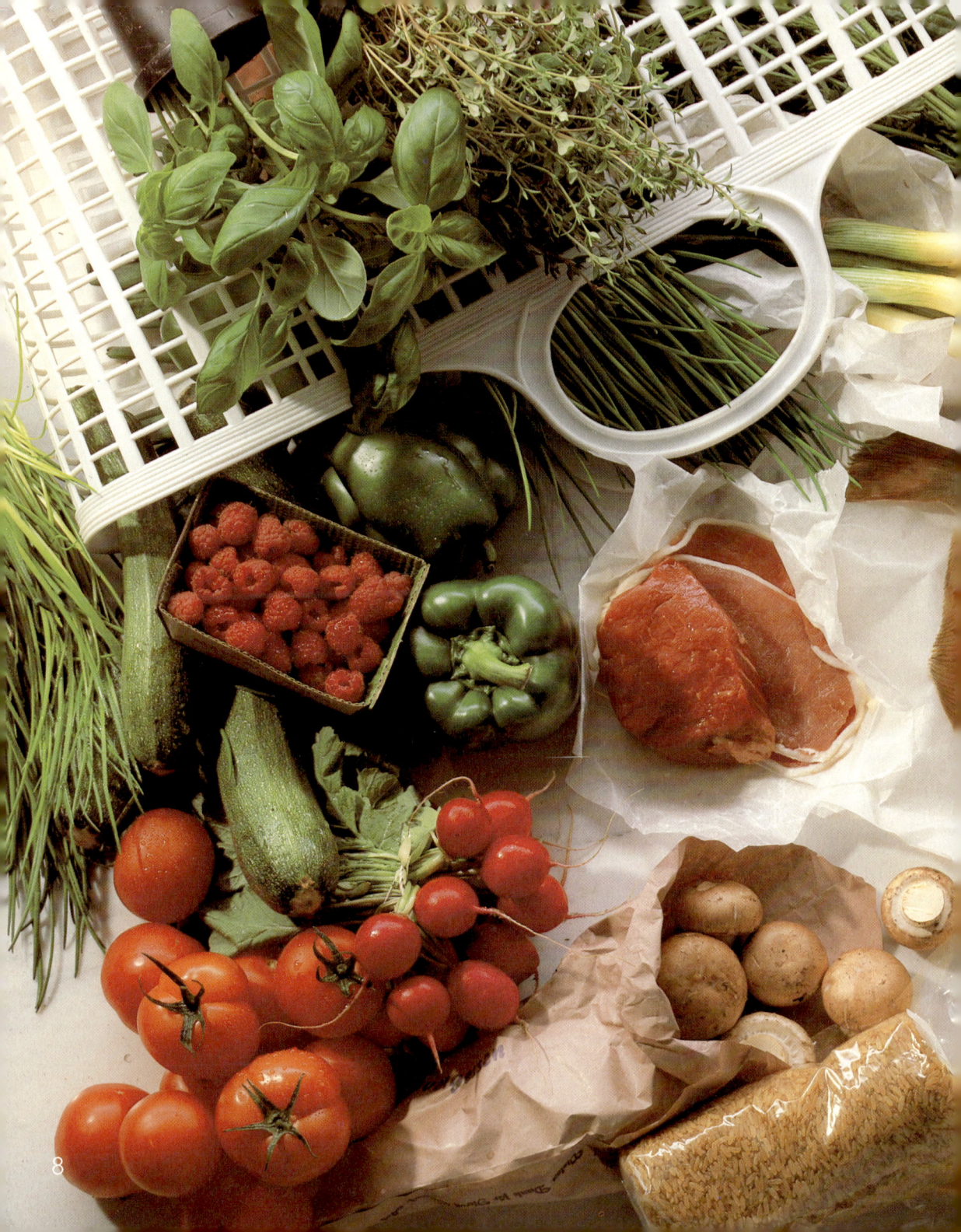

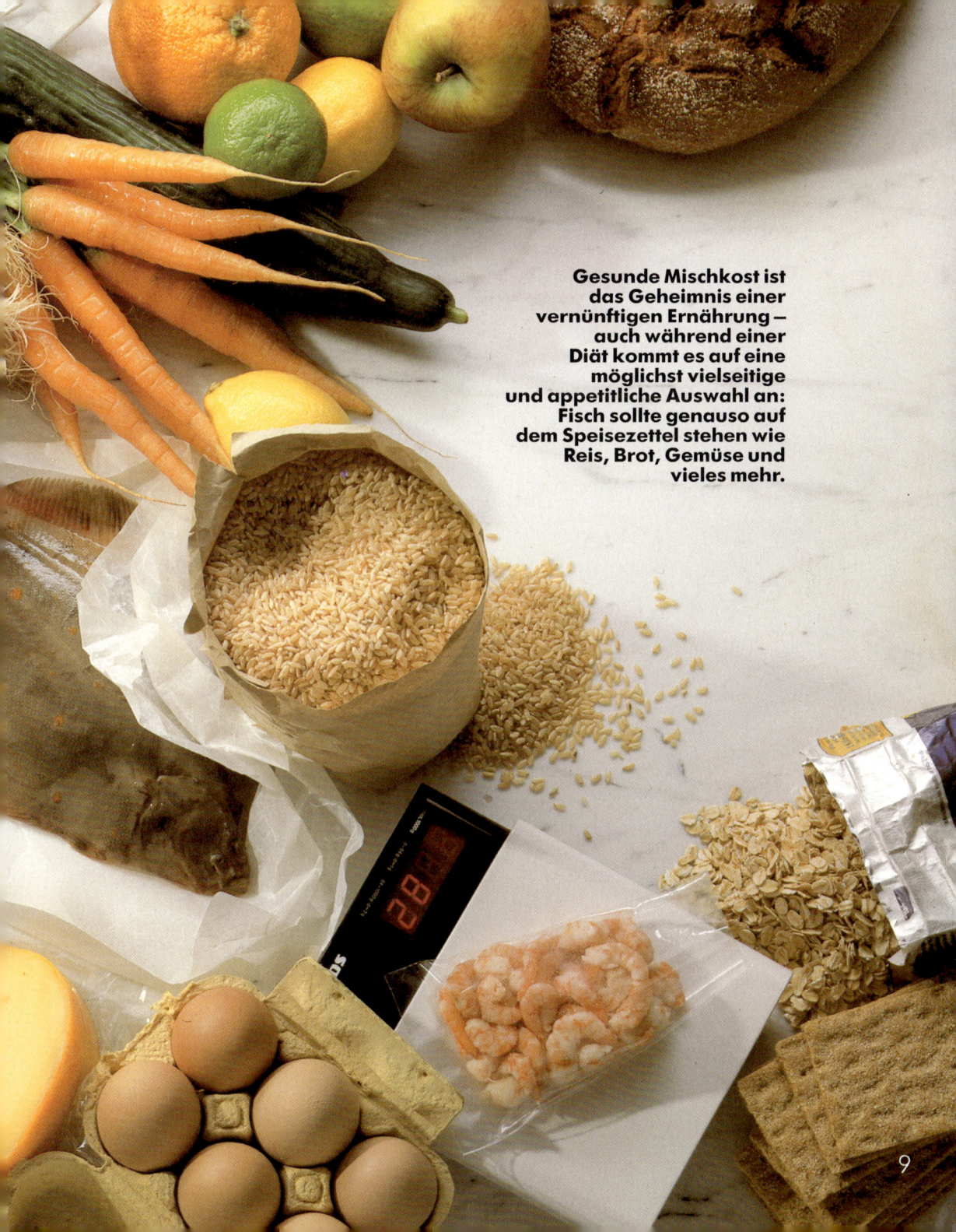

Gesunde Mischkost ist das Geheimnis einer vernünftigen Ernährung — auch während einer Diät kommt es auf eine möglichst vielseitige und appetitliche Auswahl an: Fisch sollte genauso auf dem Speisezettel stehen wie Reis, Brot, Gemüse und vieles mehr.

Worauf es beim Abnehmen wirklich ankommt

Gut 50 Prozent aller Frauen hierzulande haben schon mindestens eine Schlankheitsdiät hinter sich – die wenigsten allerdings mit dauerhaftem Erfolg. Das liegt nicht nur an den vielen extrem einseitigen Hauruck-Diäten, mit denen man von vornherein zum Scheitern verurteilt ist, sondern auch an fehlenden Informationen und falschen Vorstellungen über Körperfunktionen. Obwohl das Thema Diät schon lange fast alle Bundesbürger bewegt, blieben bis heute viele Fragen dazu offen. Die 25 wichtigsten werden in diesem Kapitel beantwortet

Ab wann ist man eigentlich übergewichtig?

Nach den Richtlinien der Deutschen Gesellschaft für Ernährung (DGE), wenn man mehr als etwa zehn Prozent über seinem Normalgewicht (Körpergröße in Zentimetern minus 100) liegt. Doch auch wer diese Grenze nur geringfügig überschreitet, kann es nötig haben, abzunehmen. Denn Ernährungswissenschaftler sprechen inzwischen vom wünschenswerten ›Wohlfühlgewicht‹ statt vom Idealgewicht, das früher propagiert wurde (Körpergröße in Zentimetern minus 100 minus 15 Prozent). Und dieses Wohlfühlgewicht – also das Gewicht, mit dem Sie sich rundum gesund und gut fühlen – kann individuell sehr verschieden sein und darf bis zu zehn Prozent unter oder über dem Normalgewicht liegen.

2

Wie entsteht Übergewicht?

Übergewicht entwickelt sich langsam, aber sicher, wenn Sie regelmäßig mehr Kalorien zu sich nehmen, als Ihr Körper verbraucht. Denn alles, was der Stoffwechsel nicht verbrennt, wird in Fettgewebe umgesetzt. Schon 30 Kalorien zuviel pro Tag schlagen nach einem Jahr mit einem Kilo Gewichtszunahme zu Buche.

3

Wie errechnet man seinen persönlichen Kalorienverbrauch?

Die Faustregel für alle, die ihr Gewicht halten wollen: Pro Kilo Körpergewicht verbrauchen Sie etwa 30 Kalorien. Das bedeutet: Wenn Sie 55 Kilo wiegen und weder zu- noch abnehmen möchten, dürfen Sie maximal etwa 1700 Kalorien täglich zu sich nehmen. Treiben Sie viel Sport oder arbeiten Sie körperlich, kann es auch mehr sein.

4

Wie viele Kalorien muß man einsparen, um abzunehmen?

Ein Kilogramm ist gleichbedeutend mit etwa 6500 bis 7000 Kalorien. Und genauso viele Kalorien muß einsparen, wer ein Kilogramm abspecken will. Deshalb können Sie bei einer 1000-Kalorien-Diät mit einer Gewichtsabnahme von circa einem Kilo pro Woche rechnen, wenn Sie normalerweise etwa 2000 Kalorien pro Tag zu sich nehmen.

5

Warum verlieren stark Übergewichtige am Anfang besonders schnell Pfunde?

Das liegt am Grundumsatz beziehungsweise dem Kalorienverbrauch des Körpers im absoluten Ruhezustand. Der Grundumsatz ist – je nach Ausgangsgewicht – unterschiedlich hoch: pro Kilogramm Körpergewicht rechnet man etwa eine Kalorie mal 24 (Stunden). Das ergibt bei einem Ausgangsgewicht von 55 Kilo einen Grundumsatz von rund 1300 Kalorien, bei einem Ausgangsgewicht von 75 Kilo aber einen Grundumsatz von 1800 Kalorien! Je mehr Kalorien Sie einsparen, desto mehr Gewicht verlieren Sie. Und je höher der Grundumsatz (das Ausgangsgewicht), desto eher geht's an die Fettreserven. Vereinfacht ausgedrückt: Wenn Ihr Körper schon 1800 Kalorien allein für den Grundumsatz braucht, muß er sich bei einer 1000-Kalorien-Diät viel schneller seine Energie aus den vorhandenen Fettdepots holen. Das ist der Grund, warum weniger stark Übergewichtige langsamer abnehmen. Übrigens: Weil Männer einen grundsätzlich höheren Grundumsatz haben, nehmen sie schneller ab als Frauen.

6

Aus welchem Grund sollte man Übergewicht lieber langsam abbauen?

Je langsamer die Gewichtsabnahme, desto dauerhafter ist sie. Denn: Zu Beginn einer Diät verliert der Körper hauptsächlich Wasser. Erst nach etwa drei bis vier Wochen geht es an die eigentlichen Fettdepots. Außerdem gewöhnen Sie sich bei einer Diätdauer von vier und mehr Wochen an eine gesündere Art zu essen – und das ist der beste Schutz vor neuem Übergewicht.

Wie kommt es, daß nach einigen Wochen trotz Diät das Gewicht stillsteht?

7

Auch das hängt mit dem Grundumsatz zusammen: Mit sinkendem Gewicht wird er geringer. Lassen Sie sich von einer solchen Flaute nicht entmutigen – nach ein bis zwei Wochen geht der Körper an die letzten Fettreserven.

Warum nimmt man wenig oder gar nicht mehr ab, wenn man häufig Diät macht?

8

Zu einseitige, zu strenge und zu häufige Diäten mit dazwischen liegenden ›Freßphasen‹ können den Stoffwechsel vollkommen durcheinanderbringen. Wer seinen Körper ständig auf extreme Sparflamme setzt, zwingt ihn, sich diesem permanenten ›Notzustand‹ anzupassen. Der Stoffwechsel verlangsamt sich, der Grundumsatz sinkt. Die fatale Folge: Die Energieverbrennung kann auf bis zu 50 Prozent der üblichen Leistung abfallen – da können dann schon 1000 Kalorien täglich zuviel sein, denn der Körper nutzt nun jede einzelne Kalorie voll aus.

Wieso hat man nach einer Diät die verlorenen Pfunde so schnell wieder drauf?

9

Auch das liegt am (durch die Diät) gedrosselten Energieverbrauch, der bis zu einem Jahr benötigen kann, um sich zu normalisieren. Deshalb ist es sehr wichtig, daß Sie nach einer Diät nicht einfach weiteressen und -trinken wie davor, sondern Ihren Körper ganz behutsam wieder an das ›Mehr‹ an Kalorien gewöhnen und Ihre Ernährung grundsätzlich umstellen (lesen Sie dazu bitte auch das Kapitel ›Essen nach der Diät‹ ab Seite 150).

Warum sind einseitige Diäten so schädlich?

10

Ganz abgesehen davon, daß wohl niemand Lust hat, mehrere Tage lang nur Eier oder nur Bananen zu essen – solche einseitigen Diäten sind vor allem aus zwei Gründen ganz ungesund für den Körper: Erstens fehlen dabei wichtige Nährstoffe und Vitamine. Und zweitens regen solche Crash-Kuren nicht dazu an, die Ernährungsgewohnheiten umzustellen. Und gerade das ist letztlich entscheidend, damit Sie nicht nur schlanker, sondern auch gesünder werden und bleiben. Dabei gilt folgende Faustregel: Im ›täglich Brot‹ sollten etwa 50 Prozent Kohlenhydrate, rund 30 Prozent Fett und 20 Prozent Eiweiß stecken (so die Empfehlung der DGE). Das gilt auch für Schlankheitsdiäten. Solch ausgewogenes Nährstoffverhältnis bieten aber nur Mischkost-Diäten, wie die vier Kuren in diesem Buch.

Stimmt es, daß es vor allem die Kohlenhydrate sind, die dick machen?

11

Nicht unbedingt. Denn Kohlenhydrate liefern nicht nur Kalorien, sondern auch Ballaststoffe, die schnell und nachhaltig sättigen und die Verdauung anregen – was besonders während einer Diät wichtig ist. Aber: Kohlenhydrat ist nicht gleich Kohlenhydrat. Schlecht sind kohlenhydratreiche Lebensmittel mit hohem Kaloriengehalt und wenig Nährstoffen wie zum

Beispiel Weißmehlprodukte, Alkohol und Zucker. Gut dagegen: Lebensmittel, die naturbelassen sind und außer Kalorien noch viele Nährstoffe enthalten wie zum Beispiel Vollkornbrot, -nudeln und -reis oder Kartoffeln. Außerdem bieten sie reichlich Ballaststoffe – man muß also weniger davon essen, um satt zu werden.

Was sind eigentlich Ballaststoffe?

12

Ballaststoffe sind im eigentlichen Sinn keine Nährstoffe, sondern unverdauliche Faserstoffe. Überflüssiger Ballast sind sie dennoch nicht – ganz im Gegenteil. Sie füllen Magen und Darm und sorgen dafür, daß Sie keinen Hunger haben und daß die Verdauung klappt.

Wie kommt es, daß während einer Diät die Verdauung oft nicht mitspielt?

13

Das liegt meist an zuwenig Ballaststoffen – und mangelnder Bewegung. Wenn Sie sich an unsere Diäten halten, bekommen Sie genügend Ballaststoffe – für die Bewegung müssen Sie selbst sorgen (lesen Sie dazu bitte das Kapitel ›Bringen Sie Bewegung in Ihr Leben‹ ab Seite 154). Sollten Sie trotz allem einmal an Verstopfung leiden: Bewegen Sie sich noch mehr und regen Sie die Verdauung mit natürlichen Mitteln wie zum Beispiel Weizenkleie an, die Sie unter Joghurt, Quark oder Suppen rühren können. Trinken Sie in ganz hartnäckigen Fällen noch vor dem Frühstück ein Glas Wasser mit einem Eßlöffel Obstessig (aus dem Reformhaus). Im übrigen: Es ist ganz normal, daß sich auch die Verdauungsorgane bei einer Diät auf die neuen Bedingungen einstellen müssen.

Warum können manche Menschen praktisch alles essen, ohne zuzunehmen?

14

Darüber staunen nicht nur leidgeprüfte Laien – auch Fachleute wundern sich über dieses Phänomen! Eine allgemeingültige Erklärung ist noch nicht in Sicht. Wissenschaftler vermuten jedoch, daß der Stoffwechsel bei verschiedenen Menschen auch unterschiedlich ›hochtourig‹ arbeitet. Das hätte zur Folge, daß bei dem einen alle überschüssige Energie sofort verbrannt wird, während sich bei anderen mit niedriger Stoffwechselfunktion alle Energie, die nicht unbedingt benötigt wird, in Fett umwandelt. Doch wie gesagt, Beweise für diese Theorie gibt es bisher noch nicht.

Ist Übergewicht eigentlich erblich?

15

Auch darauf gibt es noch keine endgültige Antwort. Nach dem neuesten Stand der Ernährungswissenschaft scheint es aber denkbar, daß übergewichtige Eltern tatsächlich ihren Kindern Stoffwechselstörungen und ein Übermaß an Fettzellen ›in die Wiege legen‹. Mindestens eine ebenso große Rolle wie eventuelle Vererbung aber spielen anerzogene Eßgewohnheiten, wie die Vorliebe für falsche, sprich zu fette und zu süße Ernährung.

Von welcher Bedeutung sind Fettzellen für Übergewicht?

16 Fettzellen spielen bei Übergewichtigen eine schwerwiegende Rolle. Zwar hat jeder Mensch Fettzellen, aber Wissenschaftler vermuten, daß Übergewichtige damit besonders gut versorgt sind. Das Fatale: Fettzellen verschwinden auch dann nicht, wenn sie nach einer Diät leer beziehungsweise ›entfettet‹ sind. Allenfalls schrumpfen sie. Doch bleiben sie immer aktiv und verlangen – bildlich gesprochen – geradezu nach ›Wiederauffüllung‹. Ein Grund mehr, warum ehemals Übergewichtige ihren Kalorienverbrauch stets unter Kontrolle halten sollten.

Kann man Fettzellen durch Wärme wegschmelzen?

17 Schön wär's ja – aber was einige ›Kosmetikinstitute‹ da versprechen, ist schlichtweg unmöglich. Die einzige Möglichkeit, Fettzellen ein für allemal loszuwerden, ist das Absaugen durch einen Chirurgen. Dieser operative Eingriff wird von seriösen Ärzten nur dann befürwortet, wenn extrem viele Fettzellen sich einseitig auf bestimmte Körperteile oder -regionen verteilen und diese Partien trotz Diät nicht schlanker werden.

Hilft der regelmäßige Saunagang beim Abnehmen?

18 In der Sauna verlieren Sie zwar Gewicht – aber nur, weil Sie Wasser ausschwitzen. Sobald Sie nach dem Saunagang etwas trinken, wird dieser vermeintliche Gewichtsverlust wieder ausgeglichen. Trotzdem kann Ihnen ›saunen‹ bei einer Diät helfen: Es bringt Entspannung für Körper und Seele und strafft die Haut.

Weshalb sollte man während einer Diät viel trinken?

19 Während einer Diät wird Körperfett verbraucht. Dabei entstehen Abbaustoffe, die den Körper übersäuern können, wenn sie nicht durch reichlich Flüssigkeit neutralisiert werden. Das führt unter Umständen zu Gesundheitsstörungen, zum Beispiel in den Nieren. Aus diesem Grund sollten Sie während einer Diät mindestens zwei, besser noch drei Liter kalorienfreie oder -arme Flüssigkeit pro Tag trinken. Wenn Sie damit Schwierigkeiten haben: Versuchen Sie, jede Stunde ein Glas Wasser oder eine Tasse Tee oder Kaffee zu trinken. So tanken Sie genug Flüssigkeit, ohne sich aufgeschwemmt zu fühlen.

Ist Alkohol beim Abnehmen erlaubt?

20 Auf Alkohol sollten Sie verzichten. Denn er enthält reichlich Kalorien (lesen Sie dazu bitte auch die Rubrik ›Alkoholische Getränke‹ in der beiliegenden Kalorientabelle). Ein 0,2-Liter-Glas Rotwein zum Beispiel hat etwa 120 Kalorien. Wer täglich nur ein Glas Rotwein über sein Kaloriensoll hinaus trinkt, nimmt in zwei Monaten ungefähr ein Kilogramm zu! Gefährlich ist Alkohol während einer Diät aber auch, weil er den Appetit anregt. Nicht umsonst wird als ›Magenöffner‹ vor dem Essen meist ein alkoholischer Aperitif gereicht!

Was tun, wenn man Lust auf Süßes hat?

21

Wegen des extrem hohen Kaloriengehalts sind zuckerhaltige Lebensmittel und Getränke während einer Diät eigentlich tabu. Allerdings haben Wissenschaftler herausgefunden, daß Diätler mit ausgeprägtem ›Süßhunger‹ eine Schlankheitskur besser durchstehen, wenn sie ihrem Bedürfnis in Maßen nachgeben dürfen. Gestatten Sie sich deshalb ruhig ab und zu eine Nascherei. Aber behalten Sie die Kontrolle. Ein Riegel Schokolade (etwa 110 Kalorien/20 Gramm) schadet kaum, wenn Sie die Kalorien wieder einsparen. Eine ganze Tafel Schokolade (100 Gramm/etwa 550 Kalorien) auf einmal dagegen gefährdet Ihren Diäterfolg, weil Sie das Mehr an Kalorien kaum wieder ausgleichen können, ohne zu hungern.

Warum sind bei längeren Diäten fünf kleine Mahlzeiten besser?

22

Bei fünf Mahlzeiten hat der Magen immer was zu tun; großer Hunger ist da chancenlos. Außerdem kann der Blutzuckerspiegel nicht absinken. Bei den kurzen Vier- und Acht-Tage-Diäten in diesem Buch sind drei Mahlzeiten pro Tag allerdings in Ordnung.

Stimmt es, daß Diäten krank machen können?

23

In bestimmten Fällen ist das möglich. Regelrechtes Hungern beziehungsweise einseitige, extreme Diäten können unter anderem die Funktionen von Herz, Kreislauf und Nieren stören. Besonders gefährlich sind solche Radikalkuren für junge Frauen und Mädchen. Nach einer Untersuchung des Max-Planck-Institutes in München können sie massive Zyklusstörungen bekommen, die im schlimmsten Fall bis zu Unfruchtbarkeit führen.

Können Appetitzügler bei der Umstellung auf kleinere Portionen helfen?

24

Appetitzügler verhindern zwar Hungergefühle – aber weil sie vorwiegend über das Gehirn wirken, sind sie potentielle Suchtmittel. Wer sie regelmäßig schluckt, kann früher oder später abhängig werden. Viel besser als Appetitzügler: Die Ernährung so zusammenstellen, daß Sie satt werden und trotzdem nicht zu viele Kalorien zu sich nehmen. Mit anderen Worten: Essen Sie ballaststoffhaltig und fettarm.

Was sind ›versteckte Fette‹?

25

›Versteckt‹ nennt man alle Fette, die sich nicht auf Anhieb erkennen lassen. Daß Butter, Margarine und Öl pures Fett sind, weiß jeder. Daß aber auch Wurst, Käse, Milch und Milchprodukte, Nüsse, Schokolade und vieles mehr reichlich Fett enthalten, sieht man diesen Lebensmitteln nicht unbedingt an. 100 Gramm Salami beispielsweise enthalten bis zu 60 Prozent Fett, 100 Gramm Goudakäse haben im Durchschnitt etwa 45 Prozent Fett. Da jedes Gramm Fett mit neun Kalorien zu Buche schlägt, liegt es auf der Hand: Alle, die Diät halten, sollten Lebensmittel mit hohem Fettgehalt eher meiden.

Die Vier-Wochen-Erfolgsdiät

Abnehmen auf sanfte Art

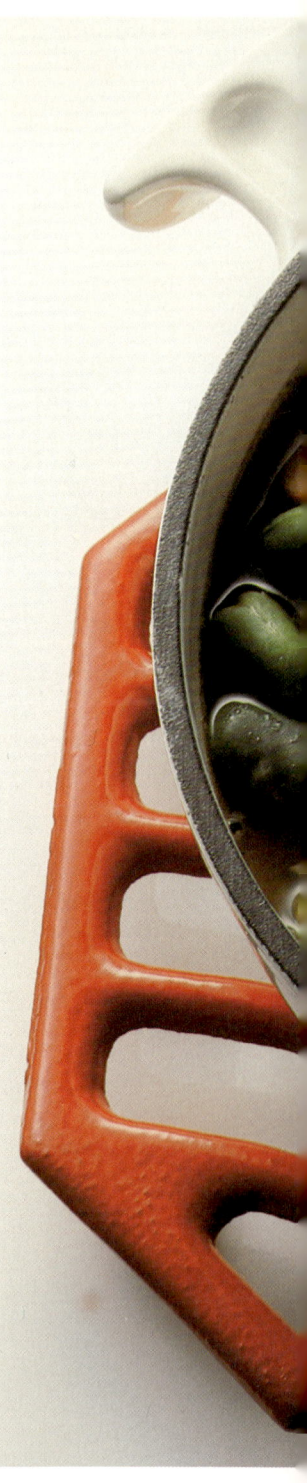

In aller Ruhe überflüssige Pfunde runterbekommen – kein Problem mit der vierwöchigen Erfolgsdiät: Bei 1000 Kalorien pro Tag schwinden die Überpfunde langsam, aber sicher. Hunger kann kaum aufkommen, denn über den Tag verteilt gibt es jeweils fünf Mahlzeiten: Ein Frühstück mit 200 Kalorien, eine warme Mahlzeit mit 350 Kalorien, eine kalte Mahlzeit mit 300 Kalorien und zwei Zwischenmahlzeiten mit je 75 Kalorien. Je nach Ihrem Startgewicht können Sie in vier Wochen bis zu zehn Kilogramm abspecken

Ein Beispiel für 28 köstliche warme Mahlzeiten: diesen Dicke-Bohnen-Topf mit Würstchen gibt's am 22. Tag (Rezept auf Seite 65).

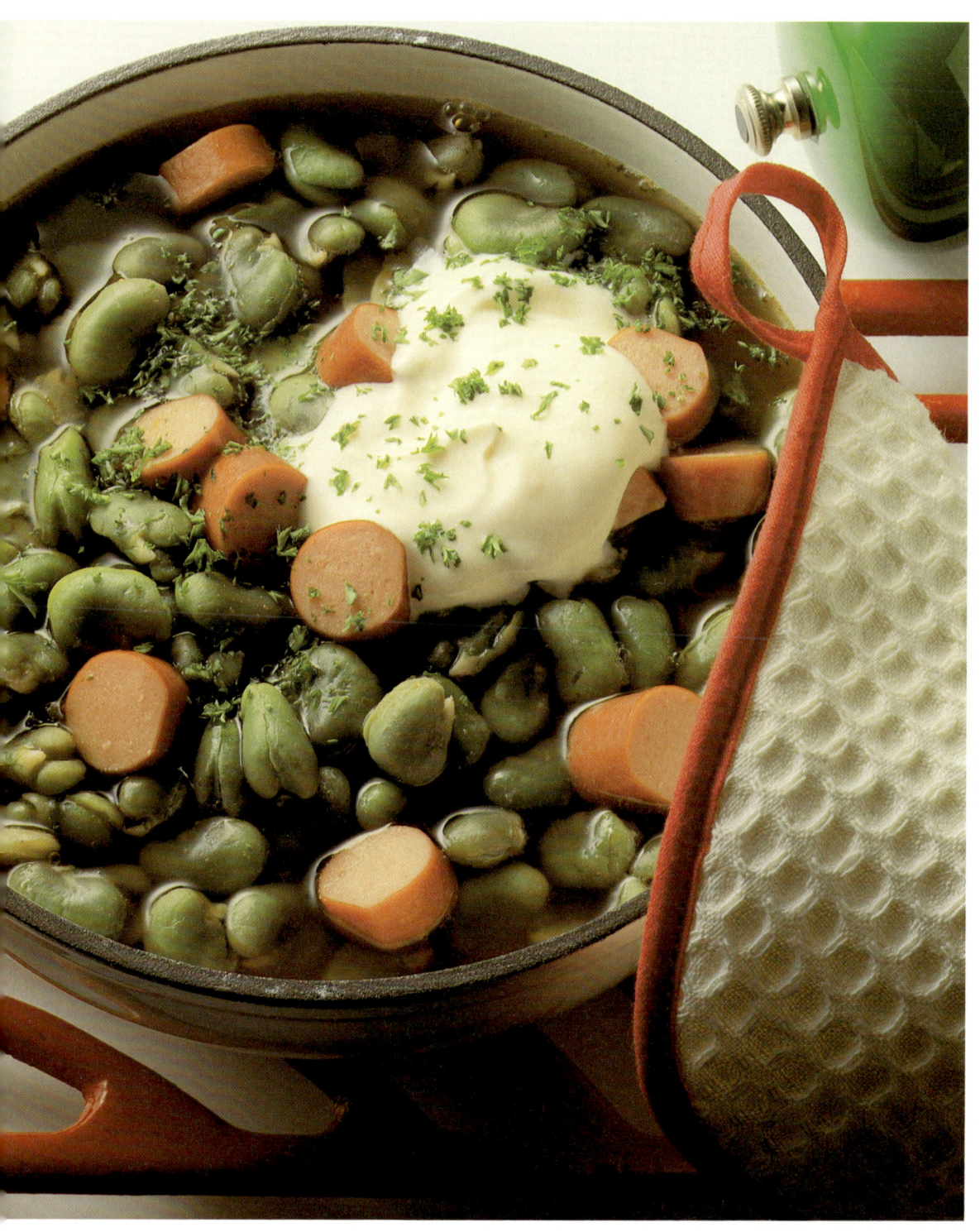

14 Frühstücke zum

Bei den Frühstücken (Seite 18 bis 21) haben Sie die Wahl unter insgesamt 14 verschiedenen süßen und herzhaften Mahlzeiten. Sie können ganz nach Lust und Laune immer das gleiche essen oder jeden zweiten Tag mit einem neuen Frühstück beginnen – jedes hat 200 Kalorien.

Auch bei den Zwischenmahlzeiten, die Sie auf den Seiten 78 bis 81 finden, können Sie wählen. Aber nicht mehr als zwei pro Tag!

Wichtig: Da bei Frühstükken und Zwischenmahlzeiten die Auswahl Ihnen überlassen bleibt, sind die jeweiligen Zutaten dafür nicht in den Einkaufszetteln enthalten! Das gleiche gilt, wenn Sie bei den Zutaten der Hauptgerichte etwas austauschen.

Haben Sie Ihr Ziel noch nicht erreicht, wiederholen Sie die Diät einfach. Das ist auch dann kein Problem, wenn Sie für Normalesser mitkochen müssen. Denn wir geben bei jeder warmen Mahlzeit Empfehlungen zum Aufstocken. Sie brauchen also nicht doppelt und dreifach an den Herd, Sie müssen die Diätmahlzeit nur ergänzen. Außerdem machen wir Austausch-Vorschläge für Zutaten, die nicht immer und überall zu haben sind oder eventuell von manchen nicht so gern gegessen werden. Wichtig: Wir haben die warme Mahlzeit als Mittagessen eingeplant – aber Berufstätige können warme und kalte Mahlzeiten gegeneinander austauschen.

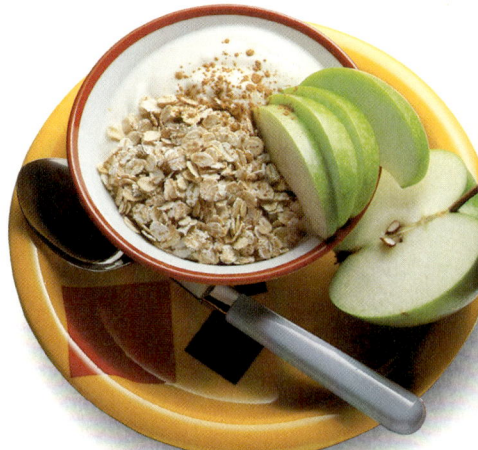

Kerniges Müsli

Zwei Eßlöffel kernige Haferflocken, einen Becher Magerjoghurt und flüssigen Süßstoff mischen. Einen Apfel (100 Gramm) dazu essen.

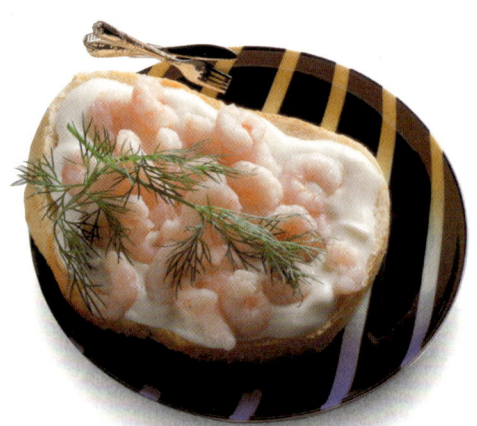

Würziges Krabbenbrot

Eine Scheibe Weißbrot (40 Gramm) mit einem Teelöffel Salatcreme bestreichen. 50 Gramm Krabbenfleisch darauf geben, mit einigen Zweigen Dill garnieren.

Aussuchen

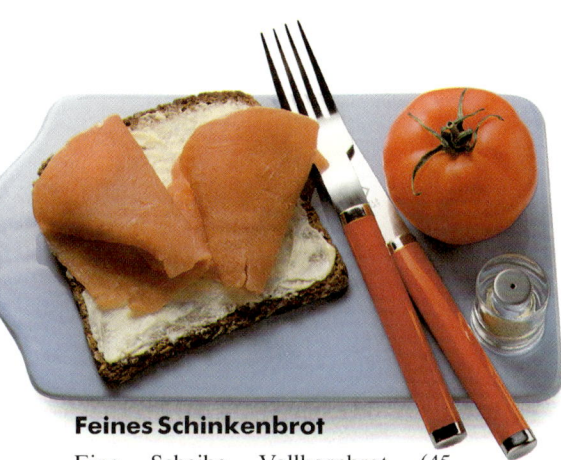

Feines Schinkenbrot

Eine Scheibe Vollkornbrot (45 Gramm) mit einem Teelöffel Halbfettbutter oder -margarine bestreichen. Mit zwei Scheiben Lachsschinken (40 Gramm) belegen, eine Tomate (100 Gramm) dazu essen.

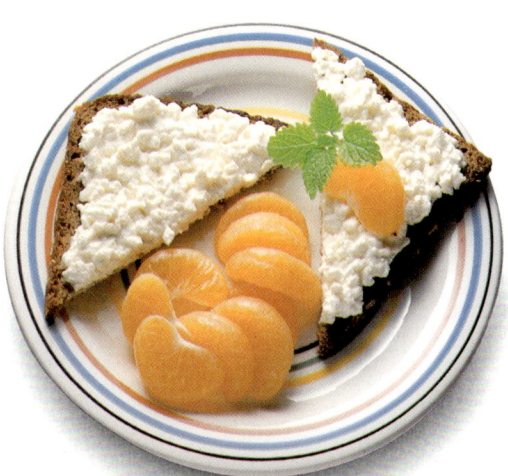

Fruchtiges Käsebrot

Eine Scheibe Vollkornbrot (45 Gramm) mit einem Teelöffel Halbfettbutter oder -margarine und einem Eßlöffel körnigem Frischkäse bestreichen. Eine Mandarine schälen und dazu essen.

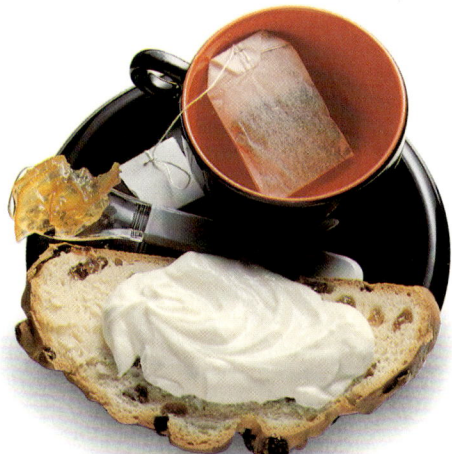

Süßes Rosinenbrot

Eine Scheibe Rosinenbrot oder ein Rosinenbrötchen (40 Gramm) mit einem Eßlöffel Magerquark (40 Gramm) und mit einem Teelöffel Konfitüre nach Geschmack bestreichen.

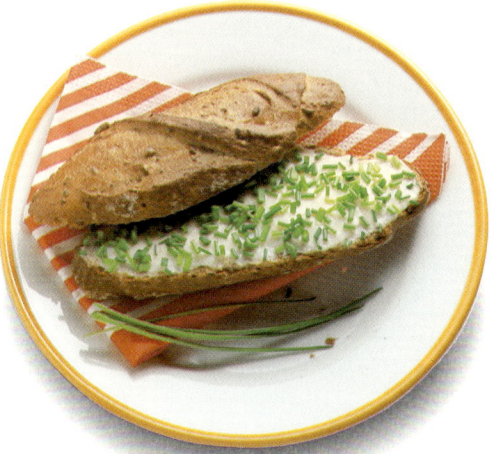

Pikantes Brötchen

Ein Vollkornbrötchen (50 Gramm) mit einem Teelöffel Halbfett und einer halben Ecke Schmelzkäse (20 Prozent Fett) bestreichen. Mit Schnittlauchröllchen (ein halbes Bund) bestreuen.

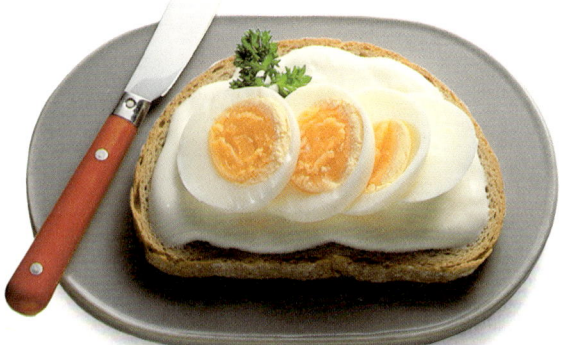

Herzhaftes Eibrot

Eine Scheibe Graubrot oder Vollkornbrot (45 Gramm) mit einem Eßlöffel
Salatcreme bestreichen. Ein hartgekochtes Ei in Scheiben schneiden
und daraufgeben. Salzen und pfeffern.
Oder das weiche Ei dazu essen.

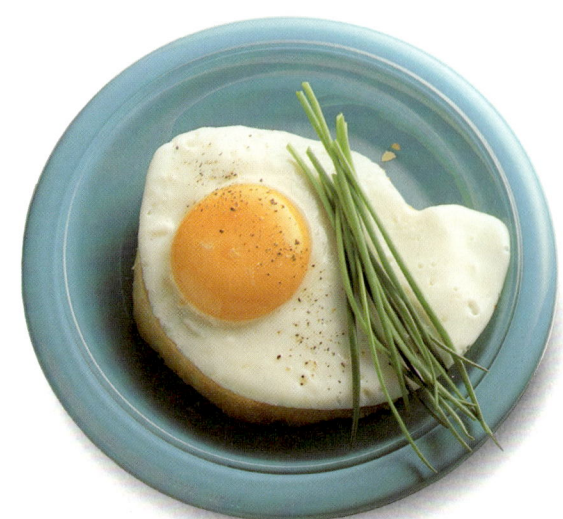

Saftiges Eibrot

Eine Scheibe Weißbrot (40 Gramm)
mit einem Teelöffel Halbfett bestreichen. Ein Spiegelei (ohne Fett) braten
und darauf geben, mit viel Schnittlauch bestreuen.

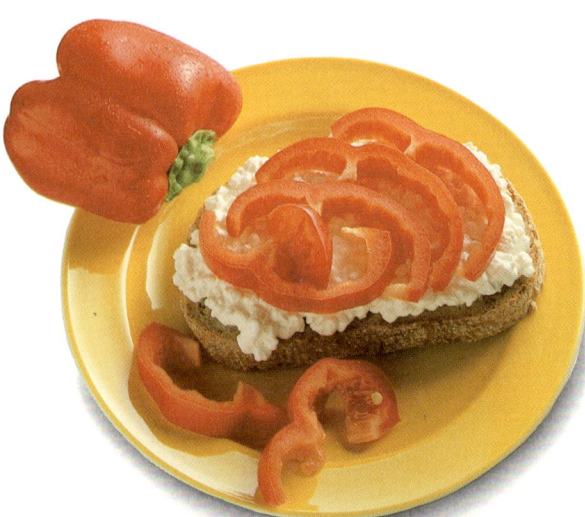

Knackiges Paprikabrot

Eine Scheibe Graubrot (45 Gramm)
mit einem Eßlöffel körnigem Frischkäse bestreichen. Eine Paprikaschote
(125 Gramm) putzen und dazu essen.

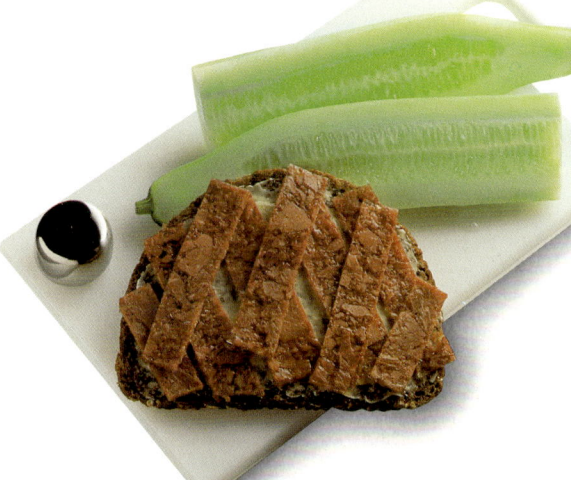

Deftiges Corned-beef-Brot

Eine Scheibe Vollkornbrot (45
Gramm) mit einem Teelöffel Halbfett-
butter oder -margarine bestreichen.
Mit 30 Gramm Corned beef belegen.
Eine halbe Salatgurke (200 Gramm)
dazu essen.

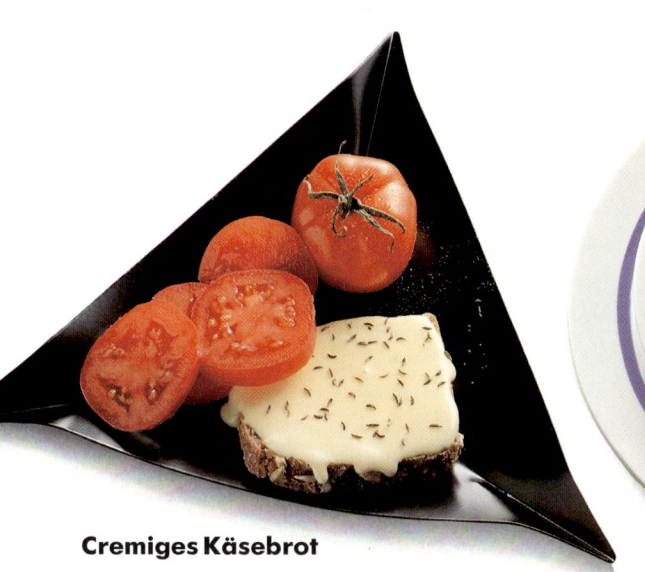

Cremiges Käsebrot

Eine Scheibe Sonnenblumen- oder Vollkornbrot (45 Gramm) mit einem Teelöffel Halbfettbutter oder -margarine und 30 Gramm Kochkäse (zehn Prozent Fett) bestreichen. Zwei Tomaten (125 Gramm) dazu essen.

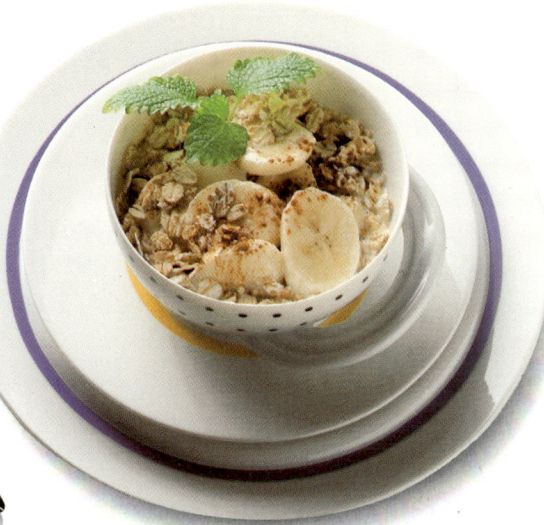

Fruchtiges Müsli

Vier Eßlöffel kernige Haferflocken mit einer halben, in Scheiben geschnittenen Banane und 100 Milliliter Milch mischen, mit Zimt abschmecken.

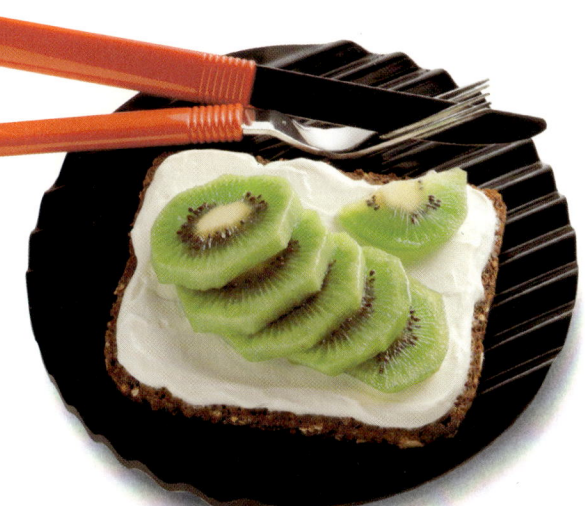

Süßes Quarkbrot

Eine Scheibe Vollkornbrot (45 Gramm) mit zwei Eßlöffel Magerquark bestreichen. Eine Kiwi (etwa 100 Gramm) schälen, in Scheiben schneiden und auf das Brot legen.

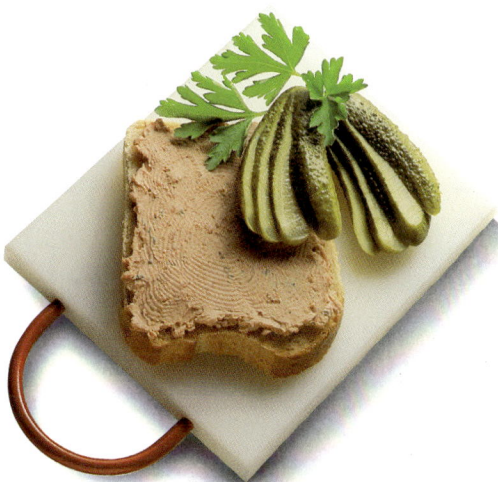

Kräftiges Leberwurstbrot

Eine Scheibe Weißbrot oder Vollkornbrot (40 Gramm) mit 30 Gramm kalorienreduzierter Leberwurst bestreichen. Zwei Gewürzgurken (100 Gramm) in Scheiben schneiden und dazu essen.

21

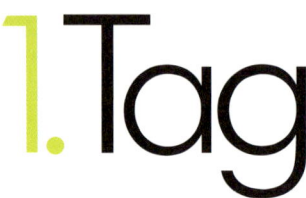

1. Tag

Kalte Mahlzeit:
Roastbeef-Brot mit Zucchini-Salat

1 Scheibe Vollkornbrot (45 g)
1 TL Joghurt-Salatcreme
2 Scheiben Roastbeef (50 g)
1 Bund Schnittlauch
150 g Salat (z. B. Lollo Rosso)
100 g Zucchini
2 EL Zitronensaft
etwas Mineralwasser
Salz, Pfeffer

Brot mit Salatcreme bestreichen und mit Roastbeef belegen. Schnittlauchröllchen daraufgeben. Salat waschen, etwas kleinzupfen. Zucchini waschen, putzen, halbieren, in Scheiben schneiden, mit dem Salat mischen. Salatsoße aus Zitronensaft, Mineralwasser und Gewürzen darübergeben. Brot dazu essen.

Wie gesagt: Zur täglichen kalten und warmen Mahlzeit dürfen Sie das Frühstück und die beiden Zwischenmahlzeiten ganz nach Lust und Laune auswählen. Dafür gab's auf den vorherigen Seiten 14 verschiedene Frühstücksvorschläge, und 18 Zwischenmahlzeiten finden Sie auf den Seiten 78 bis 81.

Der heutige 1. Diättag könnte also beispielsweise so aussehen: Morgens gibt es ein Mandarinen-Frischkäse-Brot, vormittags gönnen Sie sich ein Glas Orangen- oder Grapefruitsaft, mittags genießen Sie Kalbsragout mit Spargel und Erbsen, irgendwann am Nachmittag haben Sie vielleicht Lust auf einen Becher Magerjoghurt mit frischen Kräutern, abends kommt dann das Roastbeef-Brot mit Zucchini-Salat auf den Tisch.

Sie müssen zugeben: Hunger kann da so leicht nicht aufkommen!

Warme Mahlzeit:
Kalbsragout mit Spargel und Erbsen

1 Kalbsschnitzel (75 g)
1 Dose Spargel (150 g Einwaage)
1 TL Öl, Salz, weißer Pfeffer
½ Paket tiefgefrorene Erbsen
6 EL Fleischbrühe (Würfel oder Instant)
1 EL Crème fraîche
einige Stiele Petersilie

Schnitzel in Streifen schneiden. Spargel abtropfen lassen und in Stücke schneiden. Fleisch im heißen Fett anbraten. Würzen. Erbsen, Brühe und Crème fraîche zufügen, einige Minuten garen. Spargel zugeben, miterhitzen. Mit gehackter Petersilie überstreuen.

DER EXTRA-TIP

Das Ragout schmeckt auch mit Hühnerbrust; die Kalorienzahl bleibt die gleiche.

Wer kein Roastbeef mag, kann stattdessen auch einfach 40 Gramm gekochten Schinken nehmen.

Für Normal-Esser

Alle Zutaten verdoppeln und die zweite Portion zusätzlich mit zwei Eßlöffeln Crème fraîche verfeinern. 150 Gramm gekochten Reis (Rohgewicht: 50 Gramm) dazu servieren.

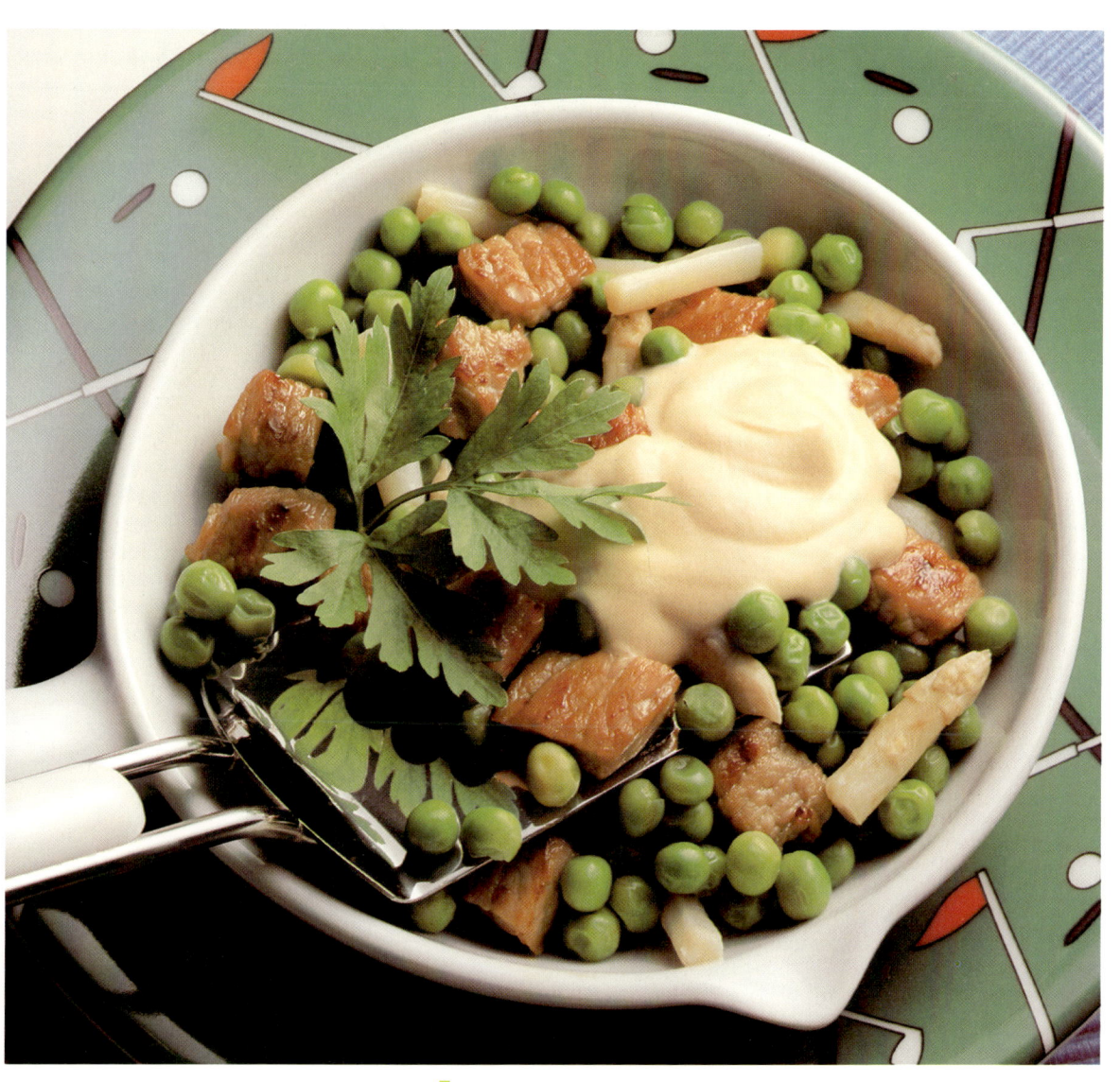

Die warme Mahlzeit
Damit Ihnen der Start
noch leichter fällt,
gibt es zum Auftakt ein
feines Kalbsragout
mit Spargel und Erbsen

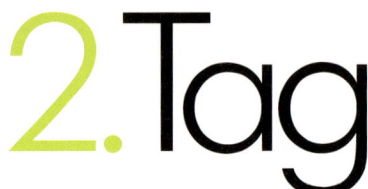

2. Tag

Warme Mahlzeit:
Kartoffelsuppe

200 g Kartoffeln
2 Möhren (125 g)
1 Zwiebel (40 g)
1 TL Butter oder Margarine
3/8 l Fleischbrühe (Würfel oder Instant), Muskat
50 g Corned beef
1/2 Bund Petersilie

Kartoffeln und Möhren schälen, waschen und kleinschneiden. Zwiebel abziehen und in Streifen schneiden. Alles in Fett andünsten. Brühe angießen, mit Muskat würzen. 15–20 Minuten garen. Corned beef würfeln und in die Suppe geben. Mit gehackter Petersilie bestreuen.

DER EXTRA-TIP

Die warme Kartoffelsuppe schmeckt noch herzhafter, wenn Sie anstelle der Möhren die gleiche Menge Porree verwenden; die Kalorienzahl bleibt gleich.

Kalte Mahlzeit:
Bunter Rohkostsalat mit Ei

1 hartgekochtes Ei
1 Bund Radieschen
2 Möhren (125 g)
1/2 Salatgurke (250 g)
2 Tomaten (100 g)
3 EL Zitronensaft
1 EL Mineralwasser
Salz, Pfeffer, Süßstoff
1/2 Bund Petersilie (Rest vom Mittagessen)
1 Scheibe Vollkornbrot (45 g)

Ei pellen und halbieren. Radieschen waschen und in Scheiben schneiden. Möhren und Gurke schälen, raspeln, mischen. Tomaten waschen und in Scheiben schneiden. Aus Zitronensaft, Mineralwasser, Gewürzen und Petersilie eine Soße rühren und darübergeben. Brot dazu essen.

Für Normal-Esser

Bei der Kartoffelsuppe die Zutaten verdoppeln. In die zweite Portion statt des Corned beefs etwa 150 Gramm gewürfelte Fleischwurst oder zwei Wiener Würstchen geben.

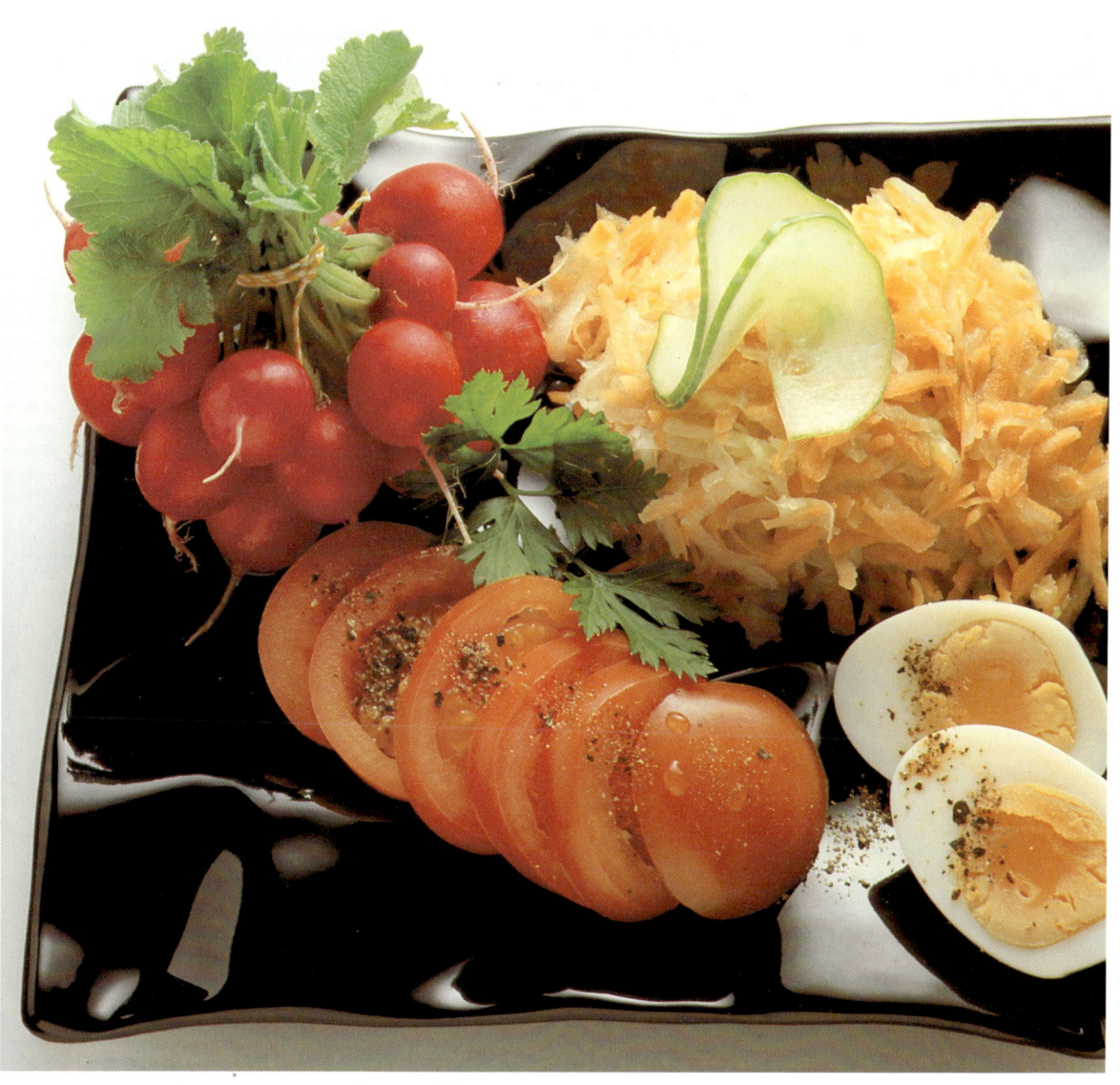

Die kalte Mahlzeit
Vitamine satt enthält
der bunte Rohkost-
salat aus Gurke, Möh-
ren, Tomaten mit
Radieschen, Ei und
Vollkornbrot

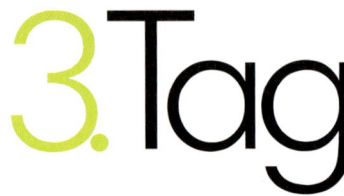

3. Tag

DER EXTRA-TIP

Die warme Mahlzeit können Sie je nach Geschmack auch mit jeder anderen Nudelsorte (zum Beispiel mit Bandnudeln, Hörnchennudeln oder Makkaroni) zubereiten.

Am besten schmeckt die Pilzsoße mit frischen Champignons. Sollten Sie keine bekommen, können Sie natürlich auch die gleiche Menge Dosenchampignons verwenden.

Wer keine Paprikaschoten mag, ißt stattdessen eine kleine Salatgurke (300 Gramm).

Warme Mahlzeit: Nudeln mit Pilz-Joghurt-Soße

30 g Spaghetti
200 g Champignons
½ Bund Lauchzwiebeln (100 g)
1 Knoblauchzehe
1 EL Butter oder Margarine
1 Becher Magerjoghurt (150 g)
Salz, schwarzer Pfeffer
1 Bund Petersilie

Spaghetti in Salzwasser 8–10 Minuten garen. Champignons waschen, putzen, in Scheiben schneiden, Lauchzwiebeln putzen, in Ringe schneiden und waschen. Knoblauch abziehen und fein würfeln. Champignons und Knoblauch im heißen Fett anbraten, Lauchzwiebeln zufügen. Alles einige Minuten braten. Joghurt unterrühren, nicht mehr kochen lassen. Würzen. Zu den Nudeln geben, mit gehackter Petersilie bestreuen.

Kalte Mahlzeit: Frischkäse-Brot mit Paprika und Apfel

1 Scheibe Vollkornbrot (45 g)
1 TL Halbfett
3 EL körniger Frischkäse (80 g)
Paprikapulver (edelsüß)
1 rote Paprikaschote (125 g)
1 grüner Apfel (100 g)

Brot mit Halbfett und Frischkäse bestreichen. Mit Paprikapulver bestreuen. Paprikaschote putzen, waschen und in Ringe schneiden. Apfel waschen, Paprikaschote und Apfel zum Brot essen.

Tip: Übrigen Frischkäse als Zwischenmahlzeit essen: 1 Eßlöffel Frischkäse mit Süßstoff und 1 Mandarine.

Für Normal-Esser

50 Gramm Spaghetti extra kochen. Die übrigen Zutaten verdoppeln. Für den Nicht-Diätler die Pilze zusätzlich mit einem halben Becher Crème fraîche (75 Gramm) verfeinern.

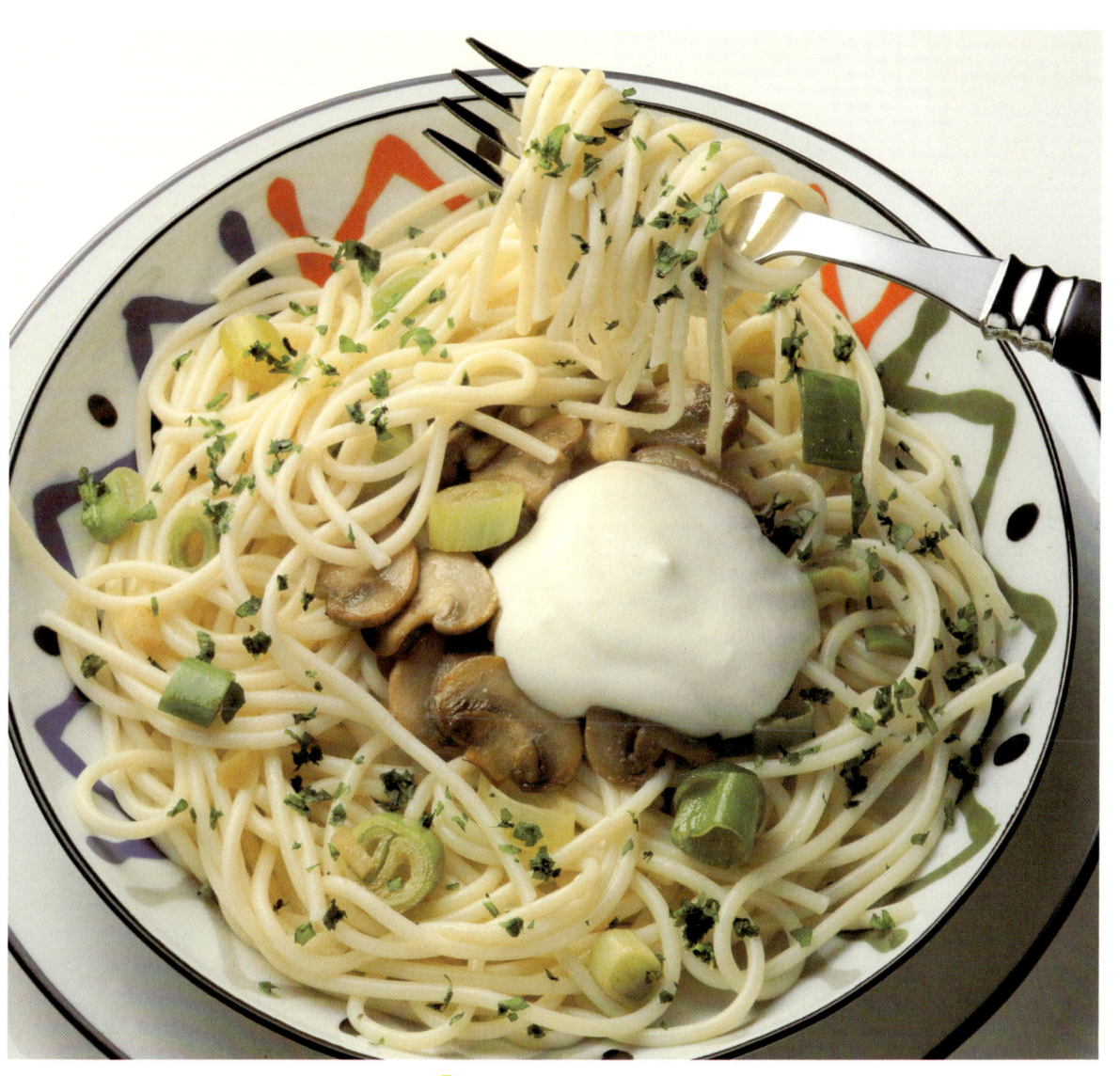

Die warme Mahlzeit
Spaghetti mit einer
sahnigen Pilz-
Joghurt-Soße, ge-
würzt mit Knoblauch
und reichlich frischer
Petersilie

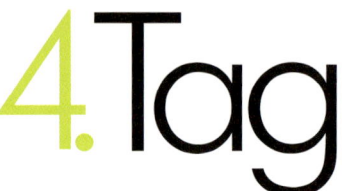

4. Tag

Warme Mahlzeit:
Leber-Apfel-Gulasch

250 g Kartoffeln
1 Scheibe Rinderleber (75 g)
(ersatzweise 100 g Hähnchenbrust)
2 Zwiebeln (100 g)
1 Apfel (125 g)
1 EL Öl
½ Tasse Fleischbrühe (Würfel oder Instant)
1 TL Sojasoße
Salz, schwarzer Pfeffer
Chinagewürz
einige Stiele Majoran

Kartoffeln mit Schale garen, 150 Gramm für den nächsten Diättag aufheben. Rinderleber waschen, trockentupfen und in Streifen schneiden. Zwiebeln abziehen und in Ringe schneiden. Apfel schälen, vierteln, entkernen und in Spalte schneiden. Leber im heißen Fett anbraten. Zwiebeln und Apfel in die Pfanne geben, 5 Minuten braten. Brühe mit Sojasoße vermischt angießen. Einmal aufkochen lassen und würzen, mit Majoran anrichten. Kartoffeln pellen, dazu essen.

Kalte Mahlzeit:
Sauerkraut-Ananas-Salat

250 g Sauerkraut
1 Scheibe Ananas (Dose)
1 Becher Magerjoghurt (150 g)
1 TL Joghurt-Salatcreme
1–2 EL Ananassaft
Salz, Pfeffer, Paprikapulver
flüssiger Süßstoff
1 Scheibe Vollkorntoast (30 g)
1 TL Halbfett
½ Bund Schnittlauch

Sauerkraut mit der Gabel etwas zerpflücken. Ananas in Stücke schneiden. Aus Joghurt, Joghurt-Salatcreme, Saft und Gewürzen eine Soße rühren und darübergeben. Toast mit Fett bestreichen, mit Schnittlauchröllchen bestreut dazu essen.

Tip: Restliche Ananasscheiben aus der Dose als Zwischenmahlzeiten essen. Pro Zwischenmahlzeit sind zwei Scheiben mit etwas Saft erlaubt.

DER EXTRA-TIP

Wer sich etwas besonders Gutes gönnen möchte, kann statt der Rinderleber auch die gleiche Menge Kalbsleber zubereiten.

Vorsicht beim Chinagewürz: Manche reagieren auf das darin enthaltene Glutamat empfindlich. Im Zweifelsfall einfach weglassen.

Für Normal-Esser

150 Gramm Rinderleber und 300 Gramm Kartoffeln zusätzlich zubereiten, alle anderen Zutaten verdoppeln. Die Normalportion mit zwei bis drei Eßlöffeln saurer Sahne oder Schmand (Sahnespezialität mit 24 Prozent Fett) verfeinern.

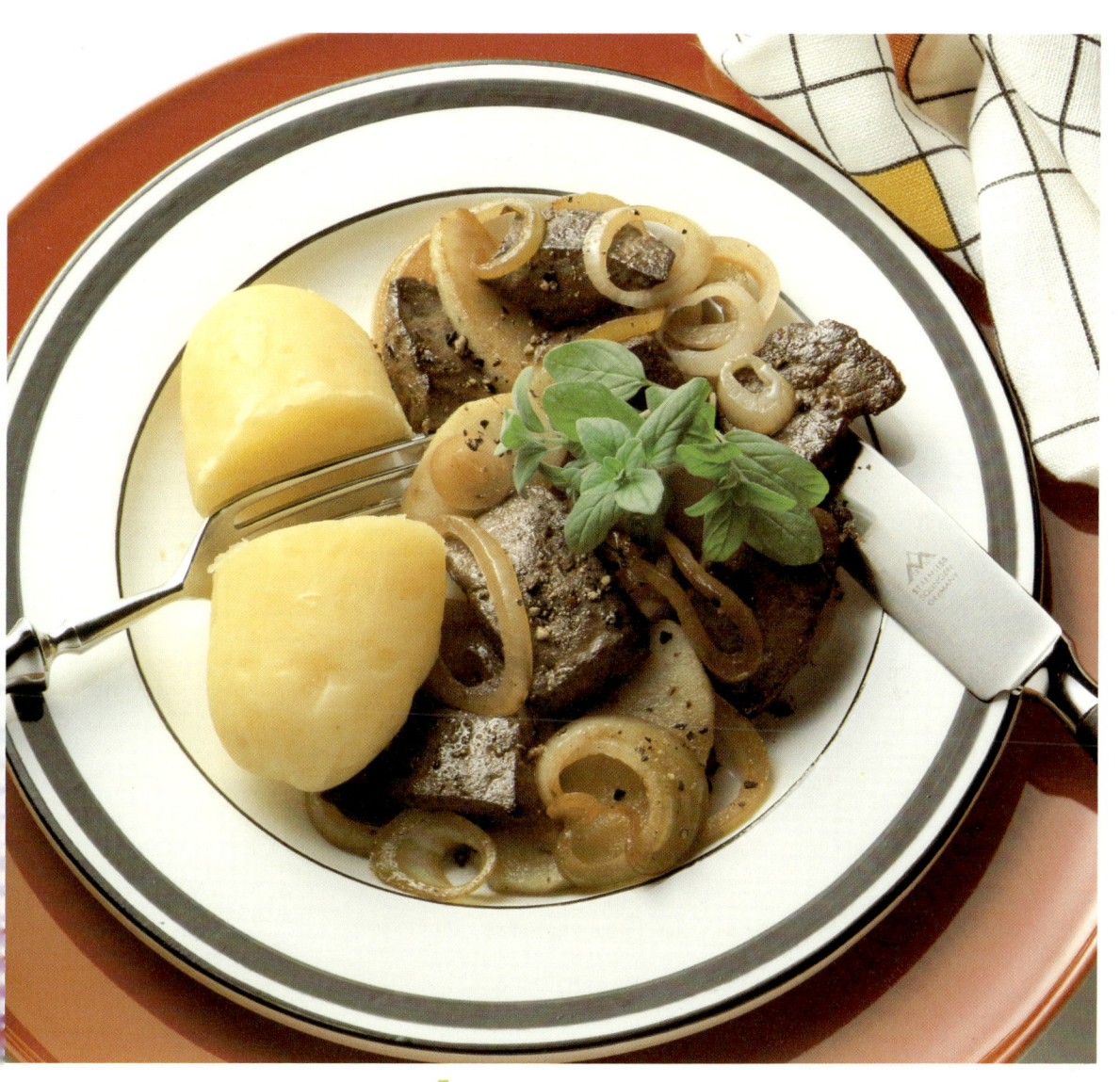

Die warme Mahlzeit
Leber-Apfel-Gulasch
mit Zwiebelringen,
abgeschmeckt mit
Sojasoße. Dazu gibt
es Pellkartoffeln

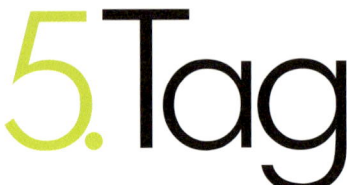

5. Tag

Warme Mahlzeit:
Grüner Kartoffelsalat mit Bratfisch

100 g Schollenfilet (möglichst frisch)
1 TL Zitronensaft
Salz, Zitronenpfeffer
150 g Pellkartoffeln (vom Vortag)
½ Salatgurke (Rest vom 2. Tag)
½ Bund Lauchzwiebeln (Rest vom 3. Tag)
je 1 Bund Schnittlauch und Dill
1 EL Fertigsalatsoße mit Kräutern ohne Öl
1–2 EL Zitronensaft
Salz, Pfeffer, Paprikapulver
1 EL Öl

Fisch abspülen und trockentupfen. Mit Zitronensaft beträufeln und würzen. Kartoffeln pellen und in Scheiben schneiden. Gurke schälen, in Stücke schneiden. Lauchzwiebeln putzen, in Ringe schneiden und waschen. Kräuter hacken. Alles mischen, aus Fertigsalatsoße mit Zitronensaft und Gewürzen eine Marinade rühren. Über den Salat geben. Das Schollenfilet von beiden Seiten im heißen Fett braten.

Kalte Mahlzeit:
Beefhack-Brot mit Gurken-Tatar

1 Scheibe Vollkornbrot (45 g)
1 EL Halbfett
75 g Beefsteakhack
Salz
grober schwarzer Pfeffer
1 kleine Zwiebel (40 g)
2 Gewürzgurken (100 g)
1 Bund Radieschen

Brot mit Halbfett bestreichen. Beefsteakhack darauf verteilen. Würzen. Zwiebel abziehen, in Ringe schneiden, auf dem Brot verteilen. Gurken und geputzte, gewaschene Radieschen fein würfeln, mischen und zum Brot essen.

DER EXTRA-TIP

Für die warme Mahlzeit können Sie auch tiefgefrorenes Schollenfilet nehmen, wenn Sie kein frisches bekommen.

Wer gar keinen Fisch mag, wählt statt des Schollenfilets ein Spiegelei zum Kartoffelsalat.

Für Normal-Esser

Alle Zutaten verdreifachen. Die Salatsoße für die Extraportion zusätzlich mit zwei Eßlöffeln Mayonnaise anrühren.

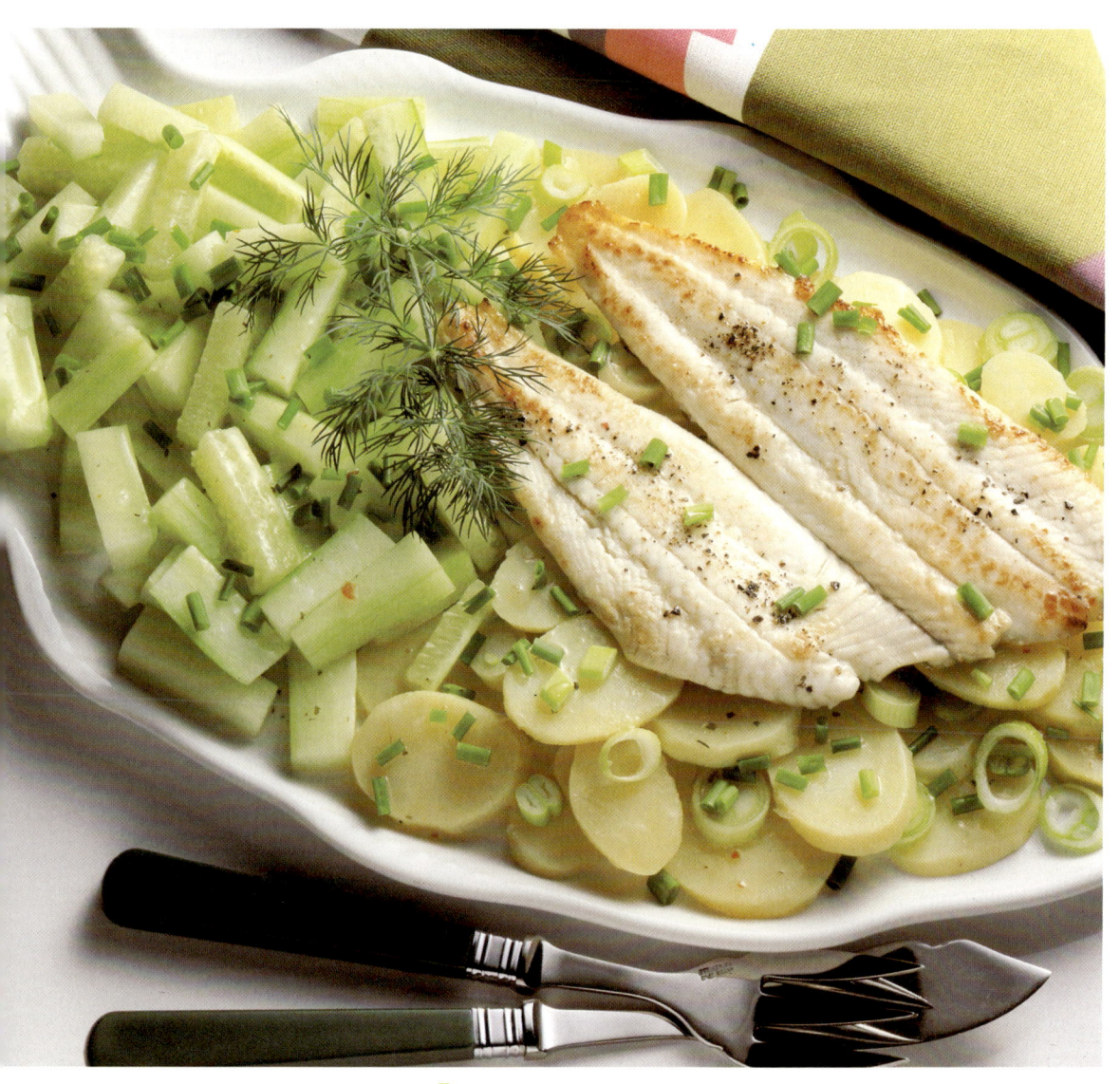

Die warme Mahlzeit
Kartoffelsalat mit
Gurke, Lauchzwie-
beln und frischen
Kräutern, dazu ge-
bratenes Schollenfilet

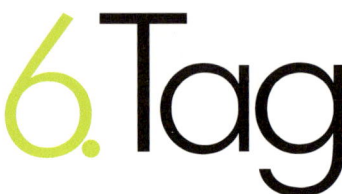

6.Tag

Warme Mahlzeit:
Broccoli-Reis mit Käse

60 g Reis (Rohgewicht)

¼ l Fleischbrühe (Würfel
oder Instant)

1 Knoblauchzehe

1 Paket tiefgefrorener Broccoli
(300 g)

1 TL Butter oder Margarine

3 TL Parmesankäse

Reis in Brühe 15–20 Minuten garen. Die Hälfte für die kalte Mahlzeit aufheben. Knoblauch abziehen, durch die Presse drükken. Broccoli nach Packungsanweisung garen. Knoblauch zugeben. Fett und einen Teil des Parmesans unter den Reis mengen. Den gegarten Broccoli daraufgeben und mit dem restlichen Parmesan überstreuen.

Kalte Mahlzeit:
Reis-Schinken-Salat

50 g Kochschinken

1 grüne Paprikaschote (150 g)

90 g gekochter Reis

1 TL Joghurt-Salatcreme

1–2 EL Zitronensaft

Salz, Pfeffer, flüssiger Süßstoff

1 Bund Petersilie

Schinken würfeln. Paprikaschote putzen, waschen, in Streifen schneiden. Beides mit dem Reis mischen. Soße aus Joghurt-Salatcreme, Zitronensaft und Gewürzen rühren und darübergeben. Den Salat mit gehackter Petersilie bestreuen.

Für Normal-Esser

Alle Zutaten verdoppeln. Für die Extraportion zusätzlich ein Schweineschnitzel (150 bis 200 Gramm) in Butter oder Margarine braten.

DER EXTRA-TIP

Wenn Sie keinen Broccoli mögen, können Sie stattdessen genausogut einen kleinen Blumenkohl (350 Gramm) verwenden.

Anstelle der Paprikaschote für den Salat dürfen Sie ersatzweise zwei Tomaten (à 100 Gramm), in Spalten geschnitten, nehmen.

Achtung: Wer die kalte Mahlzeit mittags essen will, muß den Reis extra vorkochen.

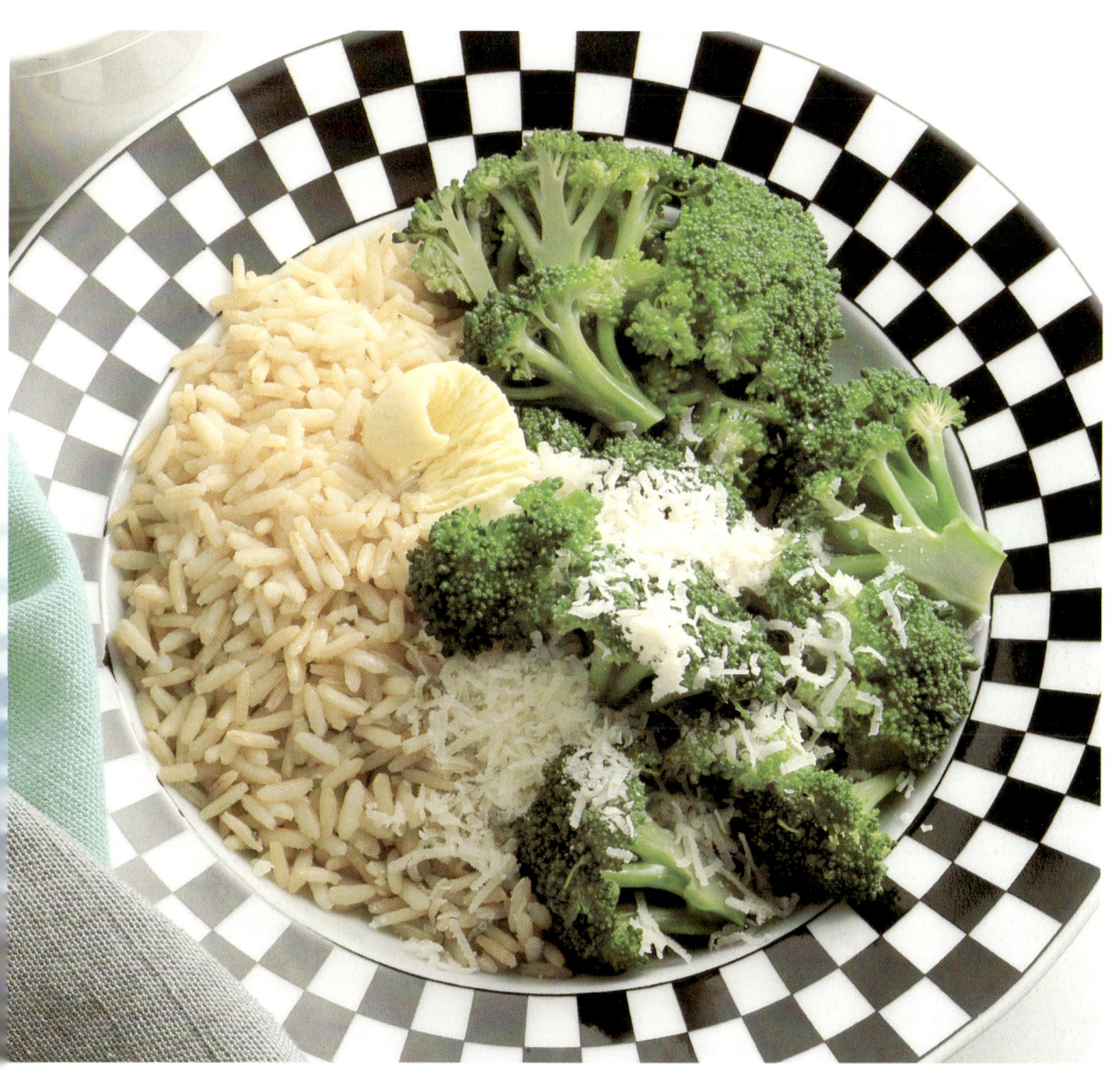

Die warme Mahlzeit
Der Broccoli-Reis mit
geriebenem Käse
schmeckt fast wie
beim Italiener um die
Ecke. Gewürzt ist er
mit Knoblauch

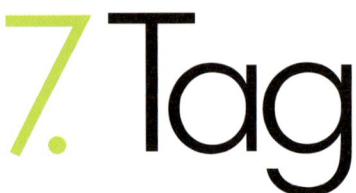

7. Tag

Warme Mahlzeit:
Filet-Steak mit Gemüse

1 Rinderfiletsteak (100 g)
1 TL Öl, Salz, Pfeffer
200 g tiefgefrorenes Balkan-
gemüse
½ Tasse Fleischbrühe
(Würfel oder Instant)
einige Zweige Thymian
½ Scheibe Vollkorntoast

Fleisch abspülen, trockentupfen, mit Öl bepinseln. In einer beschichteten Pfanne von beiden Seiten 2–3 Minuten braten. Mit Salz und Pfeffer würzen. Gemüse in Fleischbrühe garen. Gemüse mit Thymian anrichten, Toast und Steak dazu essen.
Tip: Restliches tiefgefrorenes Gemüse mitgaren und als Zwischenmahlzeit essen.

Kalte Mahlzeit:
Käse-Tomaten-Sandwich

2 Scheiben Vollkorntoast
1 TL Halbfett
1 Ecke Schmelzkäse (20 % Fett)
2 Tomaten (100 g)
einige Blätter Basilikum

Brot toasten, mit Halbfett und Käse bestreichen. Tomaten waschen, in Scheiben schneiden und auf das Brot geben. Die Tomaten mit Basilikumblättern belegen. Brotscheiben zusammenklappen.

DER EXTRA-TIP

Etwas preiswerter, aber fast genauso köstlich: Nehmen Sie statt des Rinderfilets die gleiche Menge Beefsteakhack und formen Sie daraus zwei Frikadellen (eine kleine gewürfelte Zwiebel untermengen, den Hackteig salzen und pfeffern).

Statt mit Thymian (warme Mahlzeit) und Basilikum (kalte Mahlzeit) können Sie ebenso gut mit Schnittlauch oder Petersilie würzen.

Für Normal-Esser

Ein großes Filetsteak (etwa 150 bis 200 Gramm) braten, die übrigen Zutaten – bis auf den Toast – verdoppeln. Das Steak mit Kräuterbutter servieren, ein kleines Baguette (oder zwei Scheiben Toast) mit Butter dazu reichen.

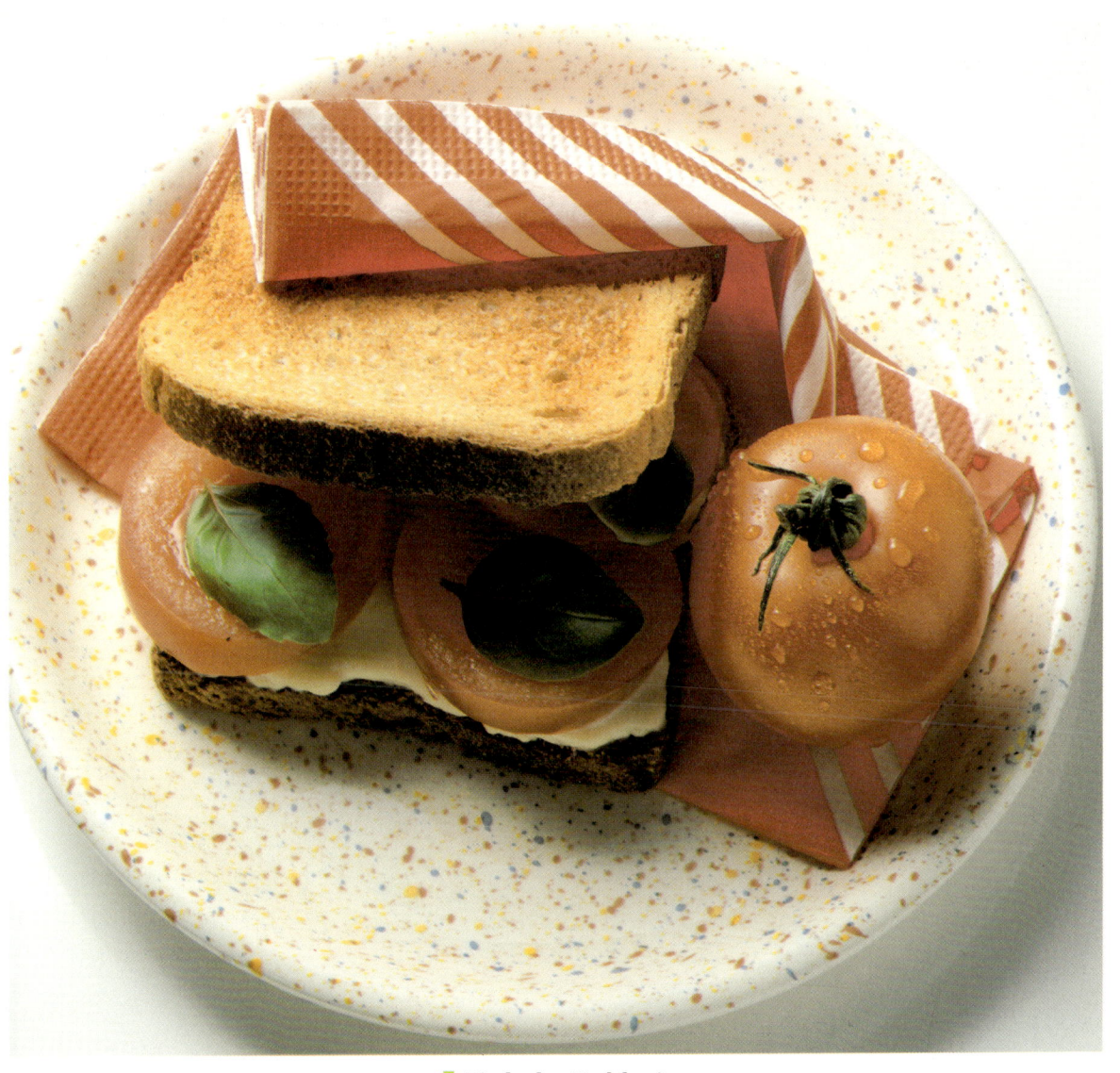

Die kalte Mahlzeit
Richtig schön saftig ist
das Käse-Tomaten-
Sandwich. Frisches
Basilikum gibt süd-
liche Würze

8.Tag

**Die warme Mahlzeit
Fertig gekaufte
Geflügelsülze mit
selbstgemachter Re-
moulade aus Joghurt,
Gewürzgurke und
Paprika.
Dazu: Bratkartoffeln**

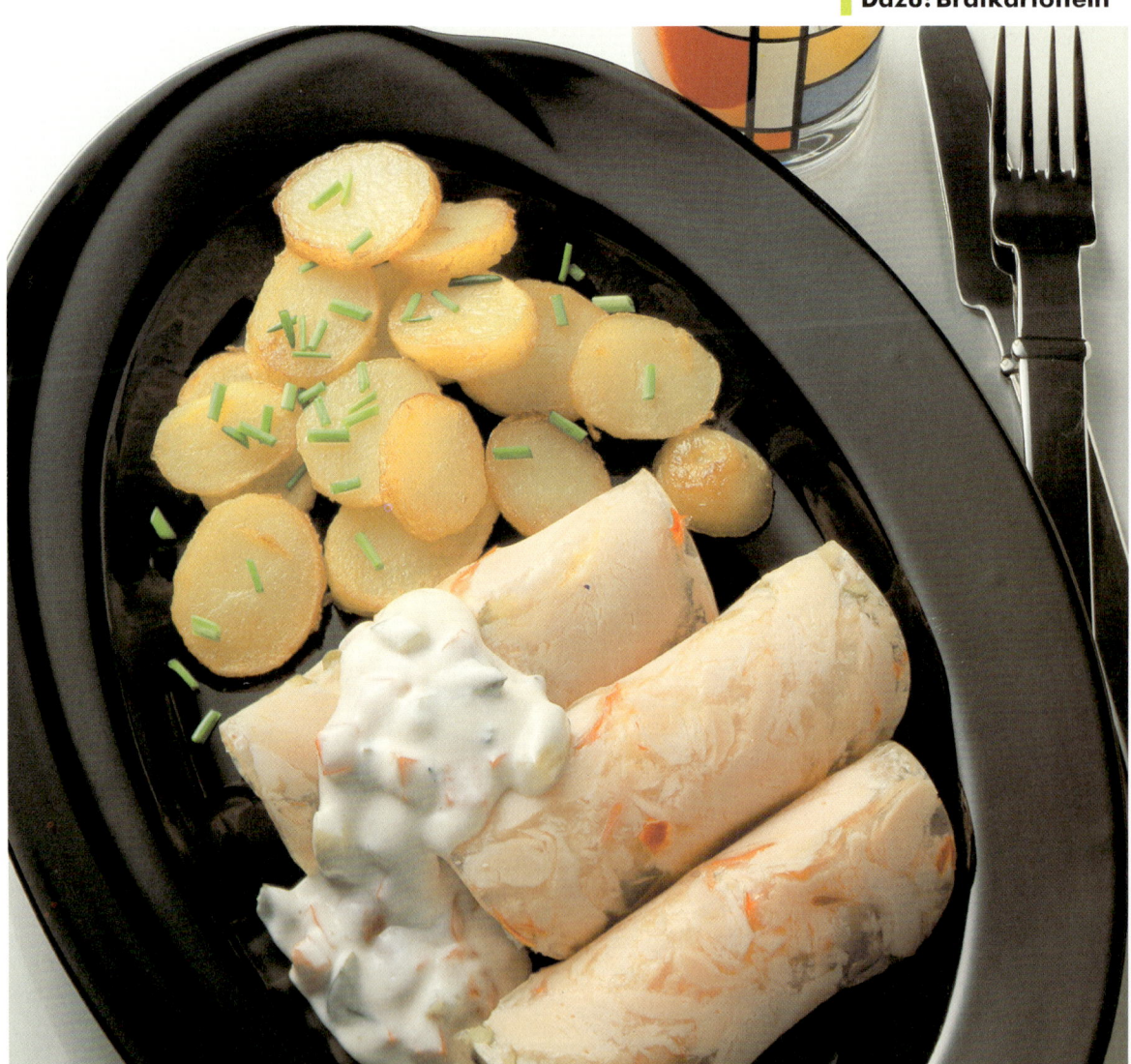

Kalte Mahlzeit:
Obst-Milchreis

1 Becher kalorienreduzierter
Milchreis (250 g)
½ TL Zimt
1 Mandarine (40 g)
1 Birne (100 g)
1 Apfel (100 g)

Milchreis mit Zimt verrühren, in eine Schale geben. Mandarine pellen, in Spalte teilen. Birne waschen, vierteln, entkernen und würfeln. Mandarine und Birne in den Milchreis geben. Apfel dazu essen.

Warme Mahlzeit:
Geflügelsülze mit Joghurt-Remoulade

250 g Kartoffeln
1 Becher Magerjoghurt (150 g)
1 EL Joghurt-Salatcreme
Salz, Pfeffer, Paprikapulver
1 Gewürzgurke (50 g)
½ Glas Tomatenpaprika
(ca. 100 g)
1 Bund Schnittlauch
3 Scheiben Geflügelsülze (100 g)

Kartoffeln mit Schale 20 Minuten garen, die Hälfte für den nächsten Tag aufheben. Joghurt mit Salatcreme und Gewürzen verrühren. Gurke fein würfeln, Paprika abtropfen lassen und kleinschneiden. Alles in die Joghurt-Soße geben. Kartoffeln pellen, in Scheiben schneiden. In einer beschichteten Pfanne ohne Fett braten. Mit Schnittlauchröllchen bestreuen. Sülze und Remoulade dazu essen.

DER EXTRA-TIP

Statt Tomatenpaprika (eingelegte rote Paprikaschoten tun's auch) zwei Extra-Gewürzgurken (100 Gramm) oder die gleiche Menge Silberzwiebeln aus dem Glas.

Für Normal-Esser

250 bis 300 Gramm Kartoffeln zusätzlich kochen, Remouladenzutaten verdoppeln (oder Fertigremoulade servieren). Die Bratkartoffeln in einer Extrapfanne mit ein bis zwei Eßlöffeln Öl braten. Statt der Geflügelsülze gibt's ein Sülzkotelett (auch fertig zu kaufen).

9. Tag

Die warme Mahlzeit
Fleischlose Kartoffel-
Zucchini-Pfanne mit
Schafskäsewürfeln
und reichlich frischem
Basilikum

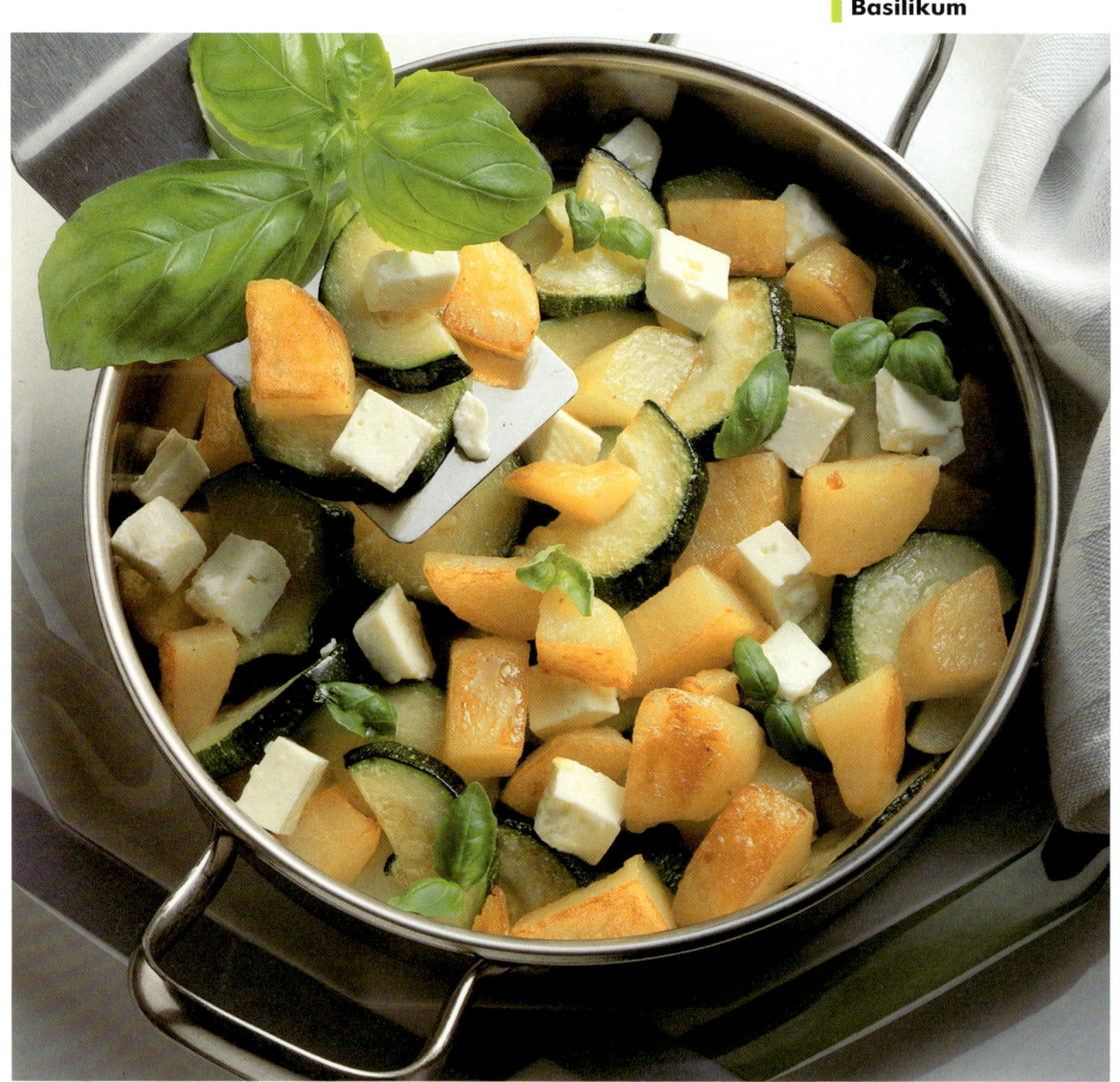

Kalte Mahlzeit: Fenchel-Krabben-Salat

200 g Fenchel
1 Mandarine (40 g)
50 g Krabbenfleisch
1 TL Joghurt-Salatcreme
1–2 EL Zitronensaft
etwas Mineralwasser
Salz, Pfeffer
1 Scheibe Vollkornbrot (45 g)

Fenchel putzen, in Scheiben schneiden und waschen. Mandarine pellen und in Spalte teilen. Fenchel, Mandarinenstückchen und Krabbenfleisch zusammen anrichten. Aus Salatcreme, Zitronensaft, Mineralwasser und Gewürzen eine Marinade rühren und darübergeben. Das Brot dazu essen.

Warme Mahlzeit: Kartoffel-Zucchini-Pfanne

125 g Pellkartoffeln
(am Vortag mitgegart)
2 kleine Zucchini (200 g)
1 EL Butter oder Margarine
Salz, Pfeffer
50 g Schafskäse
1 Bund Basilikum

Kartoffeln pellen und in Würfel schneiden. Zucchini waschen, Enden abschneiden, halbieren, in Scheiben schneiden. Die Zucchini in Fett braten, Kartoffeln zufügen und braun braten. Würzen. Schafskäse in kleine Würfel schneiden, darübergeben, mit Basilikum bestreuen.

DER EXTRA-TIP

Anstelle von Schafskäse können Sie auch die gleiche Menge gekochten Schinken verwenden.

Wer den anis-ähnlichen Fenchel-Geschmack nicht schätzt, bereitet die kalte Mahlzeit mit der gleichen Menge Eisbergsalat zu.

Ob Sie für den Salat frische Krabben oder Krabbenfleisch aus der Dose nehmen, spielt kaum eine Rolle. Allerdings: frische Krabben sind etwas aromatischer.

Für Normal-Esser

Zusätzlich 250 Gramm Pellkartoffeln und 300 Gramm Zucchini in der doppelten Fettmenge braten. 100 bis 150 Gramm Schafskäsewürfel darübergeben.

10.Tag

Die kalte Mahlzeit
Geräucherte Puten-
brust auf Vollkorn-
brot mit würzigen
Mixed Pickles aus
dem Glas.
Als Brotaufstrich gibt
es Salatcreme

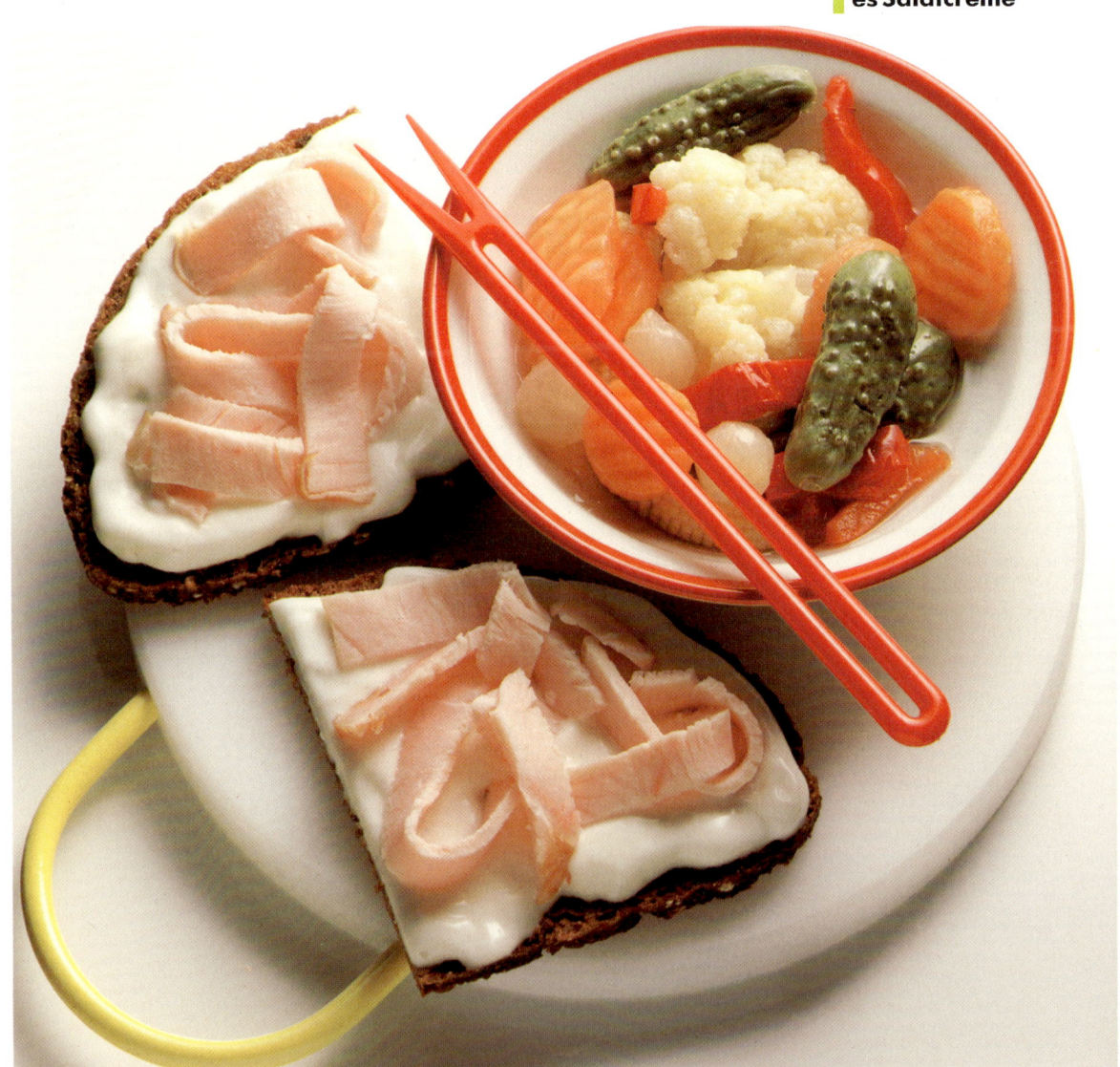

Kalte Mahlzeit:
Putenbrust-Brot mit
Mixed Pickles

1 Scheibe Vollkornbrot (45 g)
1 EL Joghurt-Salatcreme
50 g geräucherte Putenbrust
½ Glas Mixed Pickles (100 g
Einwaage)

Brot mit Joghurt-Salatcreme bestreichen. Putenbrust daraufgeben. Mixed Pickles dazu essen.

Warme Mahlzeit:
China-Suppe mit Ei

200 g Champignons
⅜ l Hühnerbrühe (Instant)
½ Paket tiefgefrorene Erbsen
(150 g, Rest vom 1. Tag)
1 EL Sojasoße
Chinagewürz
1 Ei
1 Bund Schnittlauch

Champignons waschen, putzen
und in Scheiben schneiden. Brühe zum Kochen bringen, Champignons und Erbsen zufügen.
3–5 Minuten garen. Mit Sojasoße und Chinagewürz pikant
abschmecken. Ei mit der Gabel
verquirlen, über den Gabelrük-
ken in die heiße Suppe geben.
Mit feingeschnittenem Schnittlauch bestreuen.

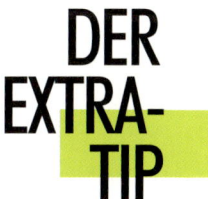

DER EXTRA-TIP

Wer will, kann bei der warmen Mahlzeit auf das Ei verzichten und stattdessen 40
Gramm gekochte Nudeln
(= 20 Gramm Rohgewicht)
in die Suppe geben.

Anstelle der Mixed Pickles
ist jedes andere sauer eingelegte Gemüse in gleicher
Menge erlaubt.

Für Normal-Esser

**Alle Zutaten verdop-
peln, eventuell für die
Extraportion noch
ein weiteres Ei in die
Suppe geben. Dazu
ein Brötchen servie-
ren und zum Nach-
tisch eine Portion
(circa 200 Gramm)
Eis reichen.**

11. Tag

**Die kalte Mahlzeit
Knackiger Feldsalat
mit würziger Senf-
soße und gerösteten
Vollkornbrotwürfeln.
Dazu gibt's ein Ei**

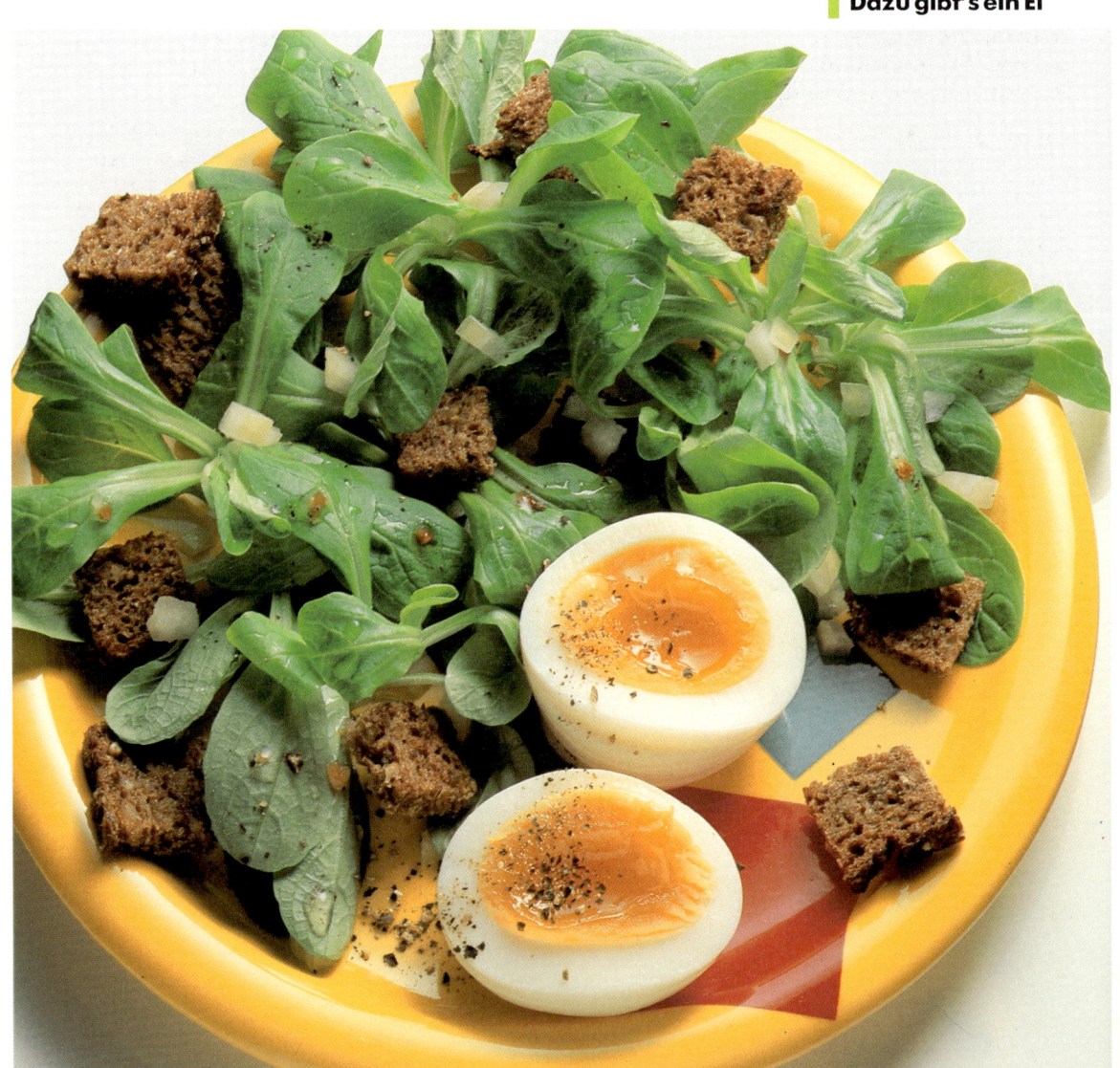

Kalte Mahlzeit: Feldsalat mit Ei

50 g Feldsalat
1 kleine Zwiebel (ca. 30 g)
3 EL Fertigsalatsoße mit Kräutern ohne Öl
1 TL Senf
1 hartgekochtes Ei
1 Scheibe Vollkornbrot (45 g)

Feldsalat putzen und waschen. Zwiebel abziehen und fein würfeln, beides mischen. Fertigsalatsoße mit Senf verrühren und darübergeben. Ei pellen, halbieren, zum Salat geben. Brot in Würfel schneiden, in einer beschichteten Pfanne ohne Fett rösten, mit dem Salat mischen.

Warme Mahlzeit: Sesam-Schnitzel mit Porree-Möhren-Gemüse

1 Schweineschnitzel (75 g)
1 TL Öl
1 TL Sesam
1 Stange Porree (200 g)
200 g Möhren
½ Tasse Fleischbrühe (Würfel oder Instant)
Salz, Pfeffer
1 Bund Petersilie

Schnitzel mit Öl einpinseln und mit Sesam bestreuen. Porree putzen, waschen, in Ringe schneiden. Möhren schälen, in Stücke schneiden. Gemüse in Fleischbrühe 10–15 Minuten garen. Schnitzel in einer beschichteten Pfanne von beiden Seiten braten. Würzen. Mit dem Gemüse anrichten und mit gehackter Petersilie bestreuen.

DER EXTRA-TIP

Wer kein Schweinefleisch ißt, kann statt des Schnitzels 100 Gramm Hähnchen- oder Putenbrust zubereiten.

Bekommen Sie keinen Feldsalat, nehmen Sie für die kalte Mahlzeit ersatzweise einen anderen Salat in gleicher Menge.

Sesam gibt es im Reformhaus. Mögen Sie den typischen Geschmack nicht, lassen Sie ihn einfach weg und essen das Schnitzel unpaniert.

Für Normal-Esser

Vorweg einen Teller (¼ Liter) Cremesuppe aus der Dose oder Tiefkühltruhe servieren. 150 Gramm Schnitzel in drei bis vier Teelöffel Öl extra braten, die übrigen Zutaten verdoppeln. Eventuell eine Portion Instant-Kartoffelpüree zu Schnitzel und Gemüse reichen.

12.Tag

**Die warme Mahlzeit
Durch das Garen in
Folie behält die
Forelle mit Fenchel ihr
Aroma. Als sättigende
Beilage gibt es Pell-
kartoffeln**

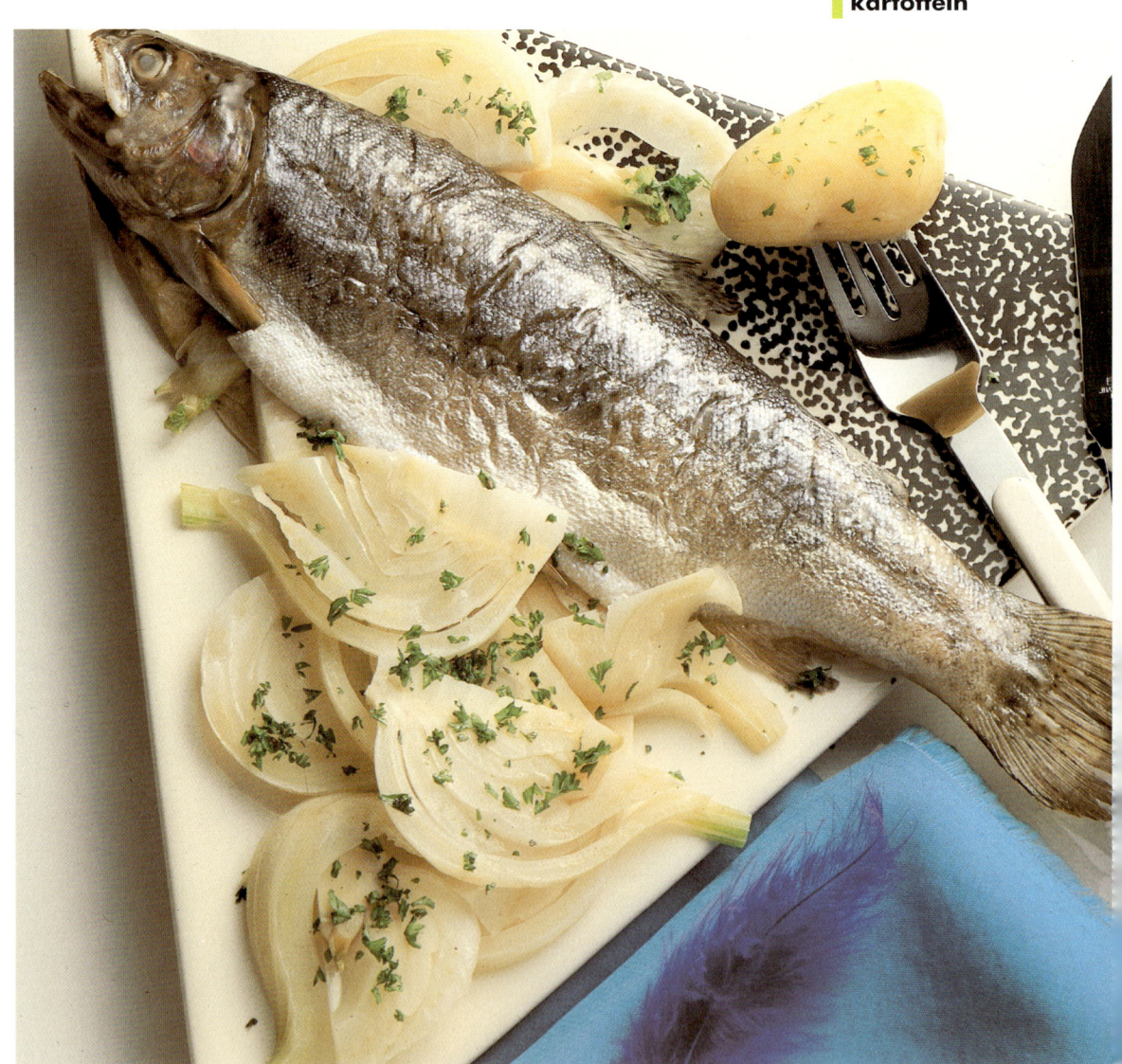

Kalte Mahlzeit:
Sellerie-Salat mit Lachs

1 Staude Bleichsellerie (250 g)
1 Orange (140 g mit Schale)
1 EL Zitronensaft
2 EL Orangensaft
Salz, Pfeffer
Süßstoff
50 g Räucherlachs
1 Scheibe Vollkornbrot (45 g)

Sellerie putzen, in Scheiben schneiden und waschen. Orange schälen und filieren, mit dem Sellerie mischen. Aus Zitronensaft, Orangensaft und Gewürzen eine Marinade anrühren und darübergeben. Lachs auf das Brot geben, zum Salat essen.

Warme Mahlzeit:
Forelle mit Fenchel

100 g Kartoffeln
1 Forelle (frisch oder tiefgefroren, 150 g)
1 TL Zitronensaft
Salz, weißer Pfeffer
150 g Fenchel
1 TL Butter oder Margarine
1 Bund Petersilie

Kartoffeln mit Schale garen. Forelle waschen und trockentupfen. Innen und außen mit Zitronensaft einreiben und würzen. Fenchel putzen, in Streifen schneiden und waschen. In Salzwasser 5 Minuten garen. Forelle auf ein großes Stück Alufolie legen, einen Teil des Fenchels in die Forelle geben, den restlichen Fenchel rundherum verteilen. Fett in Flöckchen darauf verteilen. Alufolie nach oben verschließen, damit der Saft nicht austreten kann. In eine Auflaufform legen und im Backofen (E-Herd: 250 Grad; Gasherd: Stufe 5) 20 Minuten garen. Die gepellten Kartoffeln dazu essen, mit gehackter Petersilie bestreuen.

DER EXTRA-TIP

Alle, die keinen Fenchel mögen, können ersatzweise einen Salat zubereiten aus 300 Gramm beliebigem Salatgemüse (zum Beispiel Feld-, Eisberg- oder Kopfsalat) sowie drei Eßlöffel Fertigsalatsoße ohne Öl.

Anstelle von Räucherlachs lassen sich für die kalte Mahlzeit auch 75 Gramm Lachsschinken (ohne Fettrand) verwenden.

Für Normal-Esser

Alle Zutaten verdoppeln. Für die Extraportion die Kartoffeln in einer Pfanne mit zwei Eßlöffel Öl und 50 Gramm gewürfeltem Speck braten. Ganz hungrige ›Mitesser‹ können auch zwei Forellen essen.

13. Tag

Die kalte Mahlzeit
Vollkornbrot mit
herzhaftem Harzer
Käse und einem Salat
aus frisch geraspelter
Rote Bete mit Meer-
rettich

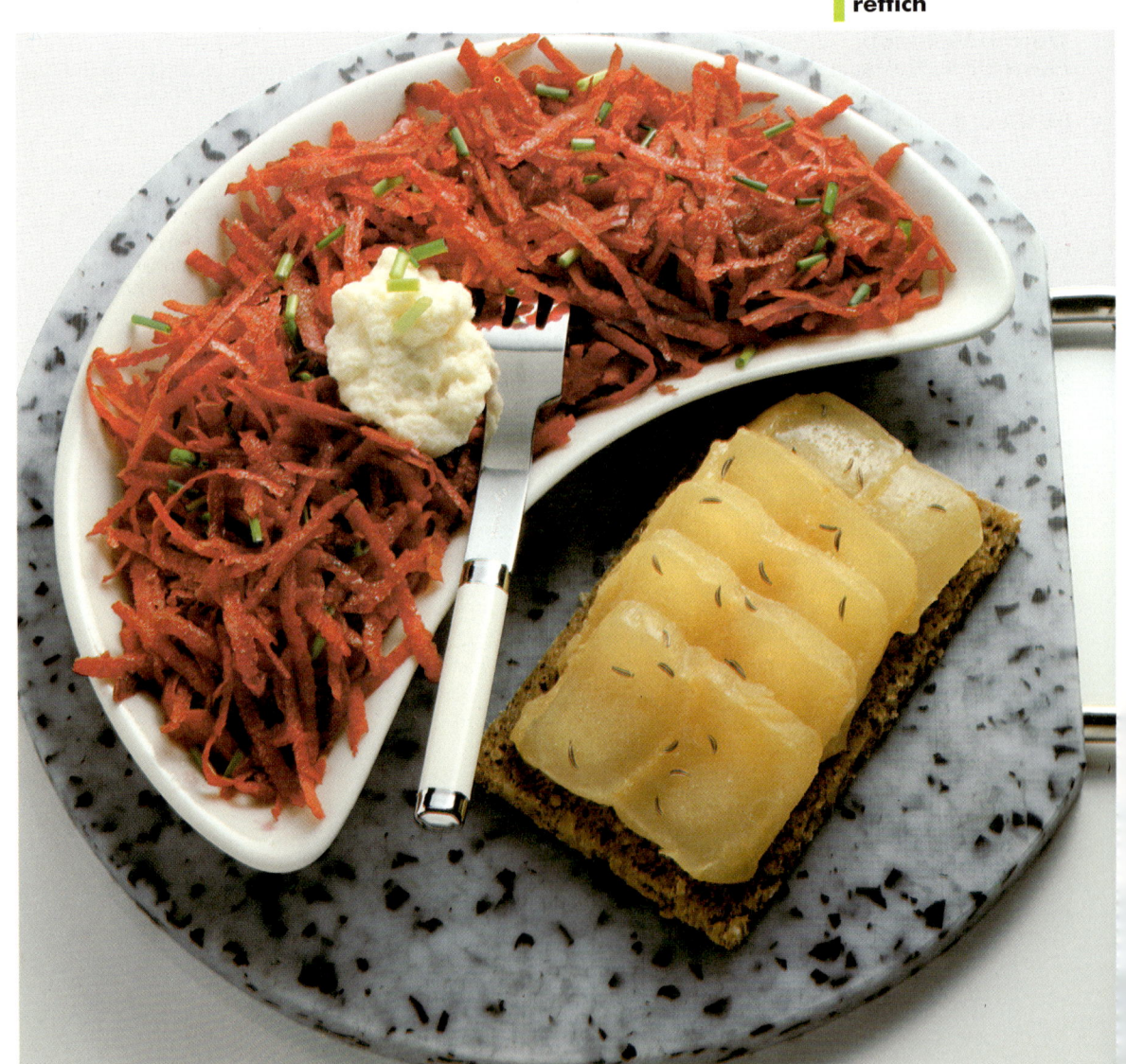

Kalte Mahlzeit:
Harzer Brot
mit Rote-Bete-Salat

1 Scheibe Vollkorn-Brot (45 g)
1 TL Halbfett
50 g Harzer Käse
1 Knolle Rote Bete (200 g)
1 EL Zitronensaft
1 EL Mineralwasser
1 TL Meerrettich
Salz, Pfeffer, Süßstoff

Brot mit Halbfett bestreichen und mit Käsescheiben belegen. Rote Bete schälen, grob raspeln. Aus Zitronensaft, Mineralwasser, Meerrettich und Gewürzen eine Marinade rühren, darübergeben. Salat zum Brot essen.

Warme Mahlzeit:
Gebratene Sellerie-
Scheiben mit Tomaten-
Schinken-Soße

1 Knolle Sellerie (400 g)
1 kleine Zwiebel (30 g)
1 Knoblauchzehe
1 TL Butter oder Margarine
½ Paket passierte Tomaten
(250 g)
Salz, Pfeffer
1 EL Öl
50 g Lachsschinken
1 Bund Schnittlauch

Sellerie in Scheiben schneiden und schälen. In Salzwasser 15 Minuten garen. Zwiebel und Knoblauch abziehen und würfeln. In Fett andünsten. Tomatenpüree zufügen, würzen, einige Minuten kochen lassen. Selleriescheiben im heißen Fett von beiden Seiten je 5 Minuten braten. Tomatensoße über die Selleriescheiben geben, Lachsschinken dazu essen, mit Schnittlauchröllchen bestreuen.

DER EXTRA-TIP

Zum Raspeln der Roten Bete für die kalte Mahlzeit empfiehlt es sich, Gummihandschuhe zu tragen, sonst verfärben sich die Hände.

Wer sich die (kleine) Mühe des Raspelns nicht machen möchte, kann statt der frischen auch die gleiche Menge Rote Bete aus dem Glas nehmen.

Für Normal-Esser

Alle Zutaten verdoppeln. Die Selleriescheiben für die Extraportion erst in einem verquirlten Ei, dann in zwei bis drei Eßlöffel Paniermehl wenden und braten. Die Hälfte der Tomatensoße mit zwei bis drei Eßlöffel Sahne verfeinern.

14. Tag

Die warme Mahlzeit
**Gebratenes Puten-
schnitzel, mit Thymian
gewürzt. Dazu
schmeckt würziger
Paprikareis**

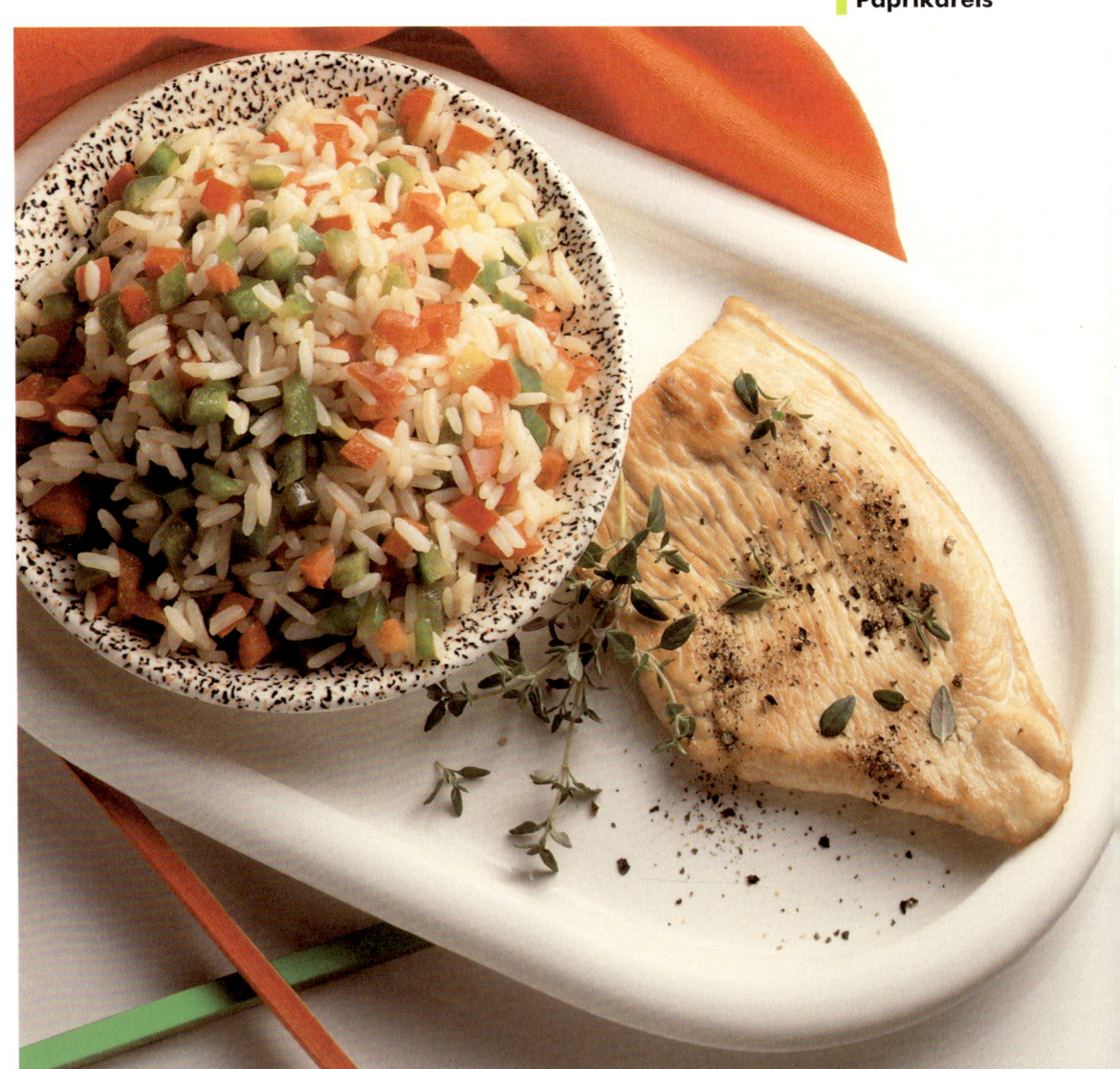

Warme Mahlzeit:
Putenschnitzel mit Paprikareis

30 g Reis (Rohgewicht)
1 rote und 1 grüne Paprikaschote
(à 125 g)
1 Putenschnitzel (75 g)
1 TL Öl
Thymian, Salz, Pfeffer
1 TL Butter oder Margarine
1 EL Tomatenketchup
Salz, Pfeffer
Paprikapulver (edelsüß)

Reis in Salzwasser 15–20 Minuten garen. Paprikaschoten putzen, waschen, fein würfeln. Schnitzel abspülen, trockentupfen, im heißen Öl von beiden Seiten je 3 Minuten braten. Mit Thymian, Salz und Pfeffer würzen. Paprika im heißen Fett 2 Minuten dünsten. Abgetropften Reis, Ketchup und 2 Eßlöffel Wasser zufügen. Erhitzen und würzen. Zum Schnitzel essen.

Kalte Mahlzeit:
Schinken-Ananas-Brot

1 Scheibe Vollkornbrot (45 g)
1 TL Joghurt-Salatcreme
1 Scheibe Kochschinken (50 g)
1½ Scheiben Ananas (Dose)
etwas Zitronenmelisse

Brot mit Joghurt-Salatcreme bestreichen und mit Schinken belegen. Ananasscheiben halbieren, daraufgeben, mit Zitronenmelisseblättchen anrichten.

DER EXTRA-TIP

Anstelle von Putenschnitzel erlaubt: Die gleiche Menge Hähnchenbrust oder Kalbsschnitzel.

Statt der Paprikaschoten können Sie ersatzweise 350 Gramm gewürfelte Tomaten verwenden.

Für Normal-Esser

Braten Sie ein großes Putenschnitzel (200 Gramm) in einer Extrapfanne in einem Eßlöffel Öl und verdoppeln Sie die Zutaten für den Paprikareis.

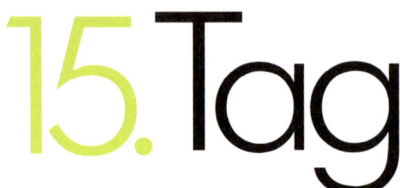

15.Tag

1 Scheibe Vollkornbrot (45 g)
1 TL Joghurt-Salatcreme
2 Scheiben Corned beef (50 g)
1 Apfel (100 g)
1 rote Paprikaschote (125 g)

Brot mit Salatcreme bestreichen, mit Corned beef belegen. Apfel und Paprikaschote putzen, waschen und dazu essen.

Warme Mahlzeit:
Vollkornsemmelknödel
mit Pilzragout

1 Vollkorn-Semmelknödel im Kochbeutel
1 Dose Champignons (170 g Einwaage)
1 Bund Lauchzwiebeln (200 g)
1 Knoblauchzehe
1 TL Butter oder Margarine
½ Tasse Fleischbrühe (Würfel oder Instant)
Salz, schwarzer Pfeffer
1 TL Sonnenblumenkerne
1 EL Crème fraîche

Semmelknödel nach Packungsanweisung zubereiten. Champignons abtropfen lassen. Lauchzwiebeln putzen, waschen, in Stücke schneiden. Knoblauch abziehen, fein würfeln. Champignons in Scheiben schneiden, im heißen Fett andünsten. Lauchzwiebeln und Knoblauch zufügen. Brühe angießen. Alles einige Minuten garen. Mit Salz und Pfeffer würzen. Sonnenblumenkerne zufügen, Crème fraîche daraufgeben. Knödel abtropfen lassen, aus dem Beutel nehmen und dazu essen.

DER EXTRA-TIP

Wer absolut keine Vollkornknödel mag, darf ihn durch einen Semmelknödel herkömmlicher Art (auch aus dem Kochbeutel) ersetzen. Doch der Vollkornknödel wäre besser; er enthält wesentlich mehr Ballaststoffe.

Ausweichmöglichkeiten bei der kalten Mahlzeit: Statt Corned beef die gleiche Menge Lachsschinken ohne Fettrand. Außerdem: 300 Gramm Salatgurke anstelle der Paprikaschote.

Für Normal-Esser

Von allen Zutaten nochmal die doppelte Menge rechnen, also insgesamt die dreifache Menge zubereiten.

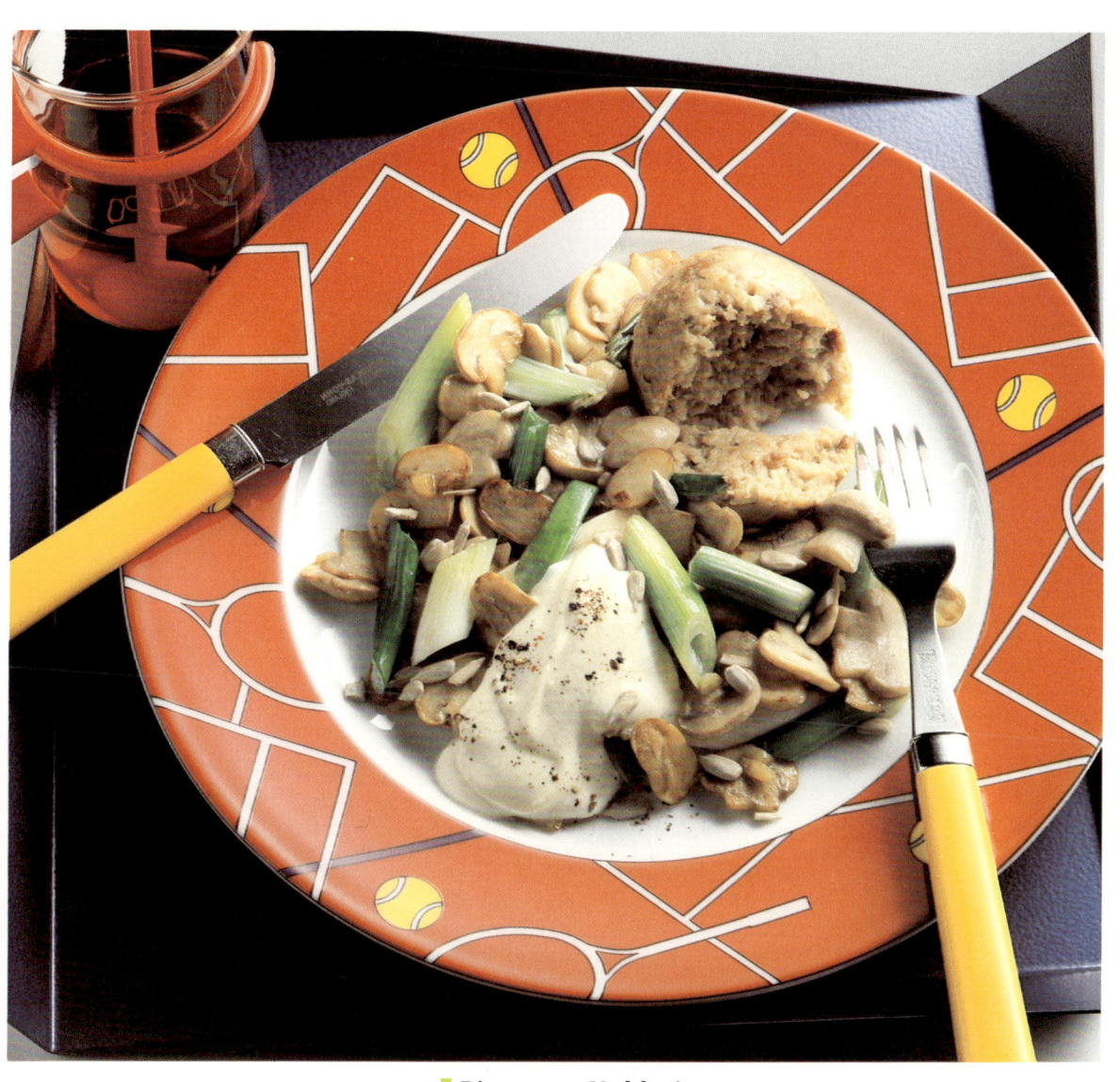

Die warme Mahlzeit
Vollkornsemmel-
knödel mit sahnigem
Pilzragout, das durch
Lauchzwiebeln und
Sonnenblumenkerne
Biß bekommt

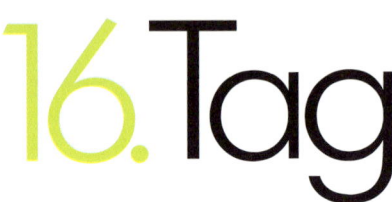

16. Tag

Warme Mahlzeit: Grünkern-Gemüsepfanne

30 g Grünkern
⅛ l Fleischbrühe (Würfel oder Instant)
250 g Zucchini
125 g Möhren
1 EL Öl
Salz, Pfeffer
1 EL Crème fraîche

Grünkern in Brühe 20 Minuten garen. Zucchini putzen, waschen, halbieren, in Scheiben schneiden. Möhren schälen, waschen, ebenfalls in Scheiben schneiden. Gemüse in Öl einige Minuten andünsten. Grünkern abgießen, Brühe auffangen und zum Gemüse geben. Gemüse darin 5 Minuten garen. Grünkern zufügen, alles würzen. Crème fraîche daraufgeben.
Tip: Nochmal 30 Gramm Grünkern für abends gleich mitgaren!

Kalte Mahlzeit: Grünkernsalat mit Ei

1 Bund Radieschen
½ Salatgurke (200 g)
½ Kästchen Kresse
1 TL Joghurt-Salatcreme
1 EL Fertigsalatsoße mit Kräutern ohne Öl
Salz, Pfeffer
90 g Grünkern (bei der warmen Mahlzeit mitgegart)
1 hartgekochtes Ei

Radieschen putzen, waschen und in Scheiben schneiden. Gurke schälen, längs halbieren, ebenfalls in Scheiben schneiden. Kresse abschneiden und waschen. Aus Salatcreme und Fertigsalatsoße eine Marinade rühren. Würzen. Grünkern und Gemüse hineingeben. Ei pellen, halbieren und darauflegen.

DER EXTRA-TIP

Grünkern, ein enger Verwandter des Weizens, ist in allen Reformhäusern zu bekommen. Sollten Sie keines in Ihrer Nähe haben, können Sie das herzhafte Getreide notfalls durch die gleiche Menge Parboiled-Reis ersetzen.

Wer mag, kann das Ei für die kalte Mahlzeit auch wachsweich kochen oder in Essigwasser pochieren. Achtung: Das ist nicht möglich, wenn Sie die kalte Mahlzeit mit an den Arbeitsplatz nehmen!

Für Normal-Esser

Alle Zutaten verdoppeln. Außerdem eine Dose (170 Gramm) Champignons und 50 bis 70 Gramm geriebenen Käse unter die Normalportion geben.

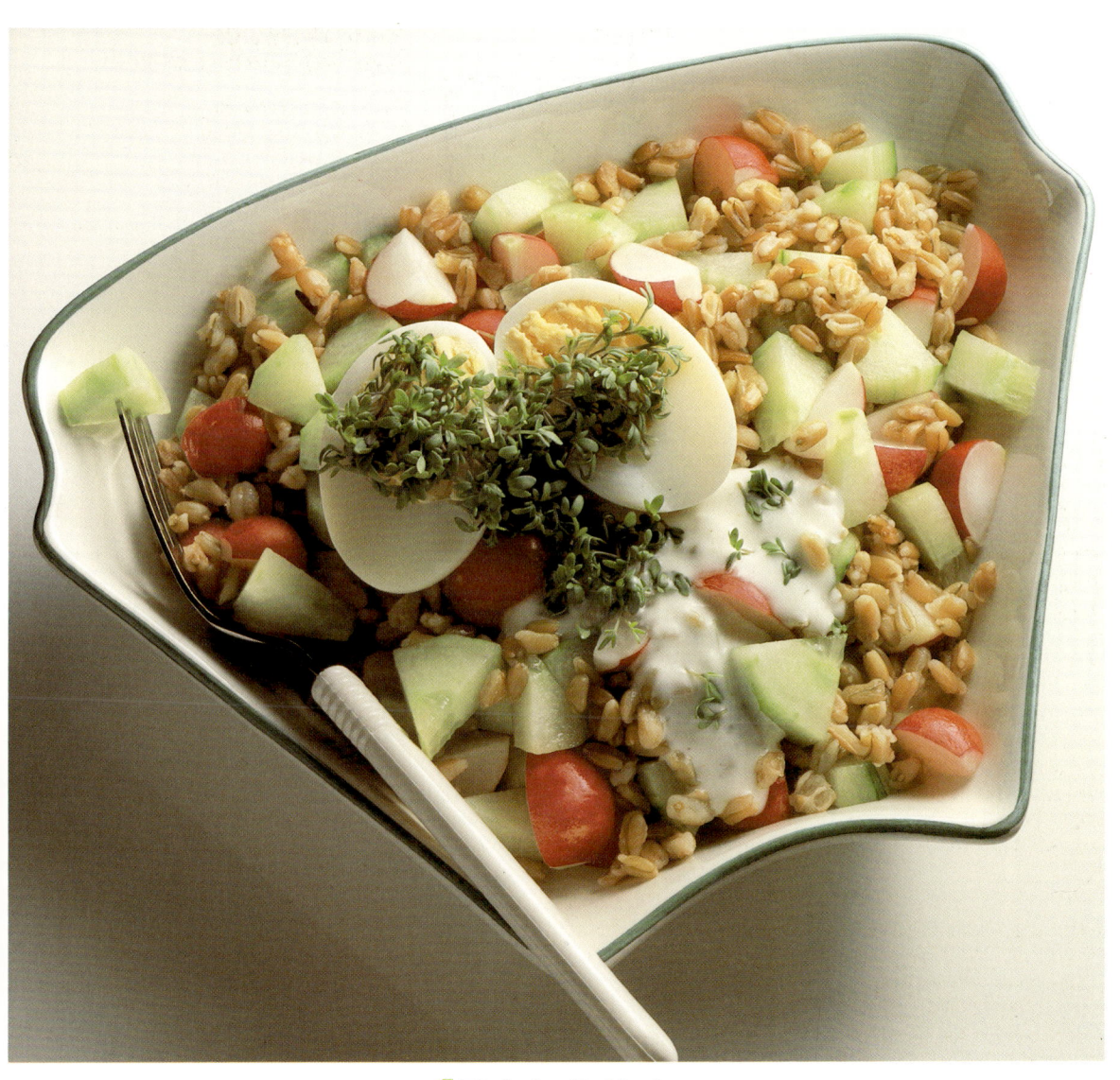

Die kalte Mahlzeit
Im wahrsten Sinn des
Wortes eine kernige
Sache: Grünkernsalat
mit Radieschen,
Gurke, Kresse und
einem Ei

53

17. Tag

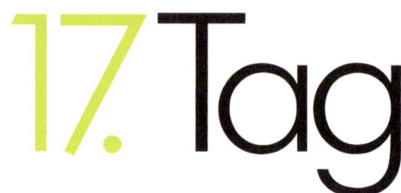

Warme Mahlzeit:
Schnitzel mit Rosenkohl-Gemüse

300 g Rosenkohl
½ Paket helle Soße (Instant)
Muskatnuß
1 Bund Petersilie
1 Schweineschnitzel (75 g)
1 TL Öl
Salz, Pfeffer
½ Scheibe Vollkorntoast

Rosenkohl putzen, waschen und in Salzwasser 15–20 Minuten garen. Soße nach Packungsanweisung zubereiten. Mit Muskat würzen, über das abgetropfte Gemüse geben. Mit der gehackten Petersilie anrichten. Schnitzel mit Öl einpinseln, von beiden Seiten je 3 Minuten braten, würzen. Toast dazu essen.

DER EXTRA-TIP

Noch schneller ist die warme Mahlzeit zubereitet, wenn Sie den frischen Rosenkohl durch 300 Gramm (eine Packung) tiefgefrorenen Kohl ersetzen.

Wer keinen Quark ißt, kann stattdessen zwei Becher Magerjoghurt oder einen Becher Vollmilchjoghurt nehmen (jeweils 150 Gramm). Dann das Mineralwasser weglassen.

Kalte Mahlzeit:
Tsatsiki-Quark mit Brot

1 Paket Magerquark (200 g)
1 Becher Magerjoghurt (150 g)
1 EL Mineralwasser
2 Knoblauchzehen
1 kleine Salatgurke (400 g)
Salz, Pfeffer
1 Scheibe Vollkornbrot

120 Gramm Quark und Joghurt mit Mineralwasser cremig rühren. Knoblauch abziehen, durchpressen und in den Quark geben. Gurke schälen, die Hälfte grob raspeln, abtropfen lassen. Ebenfalls in den Quark geben. Mit Salz und Pfeffer würzen. Restliche Gurke in Stifte schneiden, mit dem Brot zum Quark essen.
Tip: Restlichen Quark als Zwischenmahlzeit essen und je nach Geschmack mit 1 Teelöffel Marmelade oder Honig mischen. Oder morgen mittag verwenden!

Für Normal-Esser

Ein 150-Gramm-Schnitzel in einem verquirlten Ei und zwei bis drei Eßlöffel Paniermehl wenden und in einem Eßlöffel Öl braten. Alle übrigen Zutaten einfach verdoppeln.

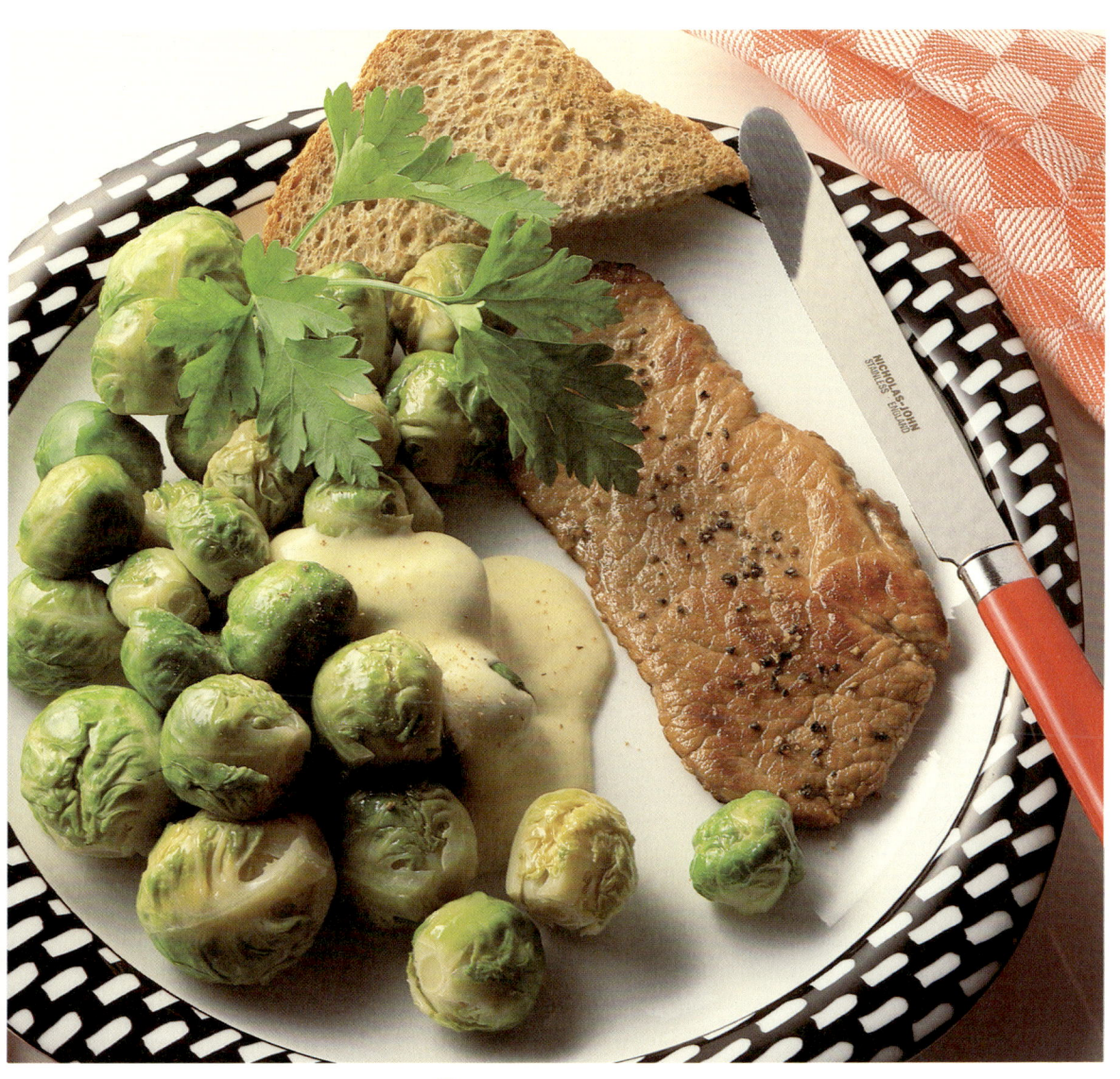

Die warme Mahlzeit
Gebratenes Schwei-
neschnitzel mit ge-
dünstetem Rosenkohl
und heller Soße. Dazu
gibt es Vollkorntoast

18. Tag

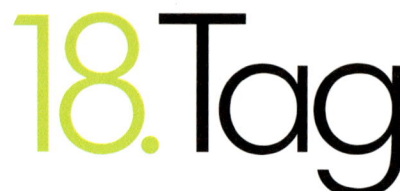

Warme Mahlzeit:
Schaum-Omelett mit Himbeerquark

1 Paket tiefgefrorene Himbeeren (300 g)
80 g Magerquark
1 EL Mineralwasser
flüssiger Süßstoff
1 Ei
3 TL Mineralwasser
½ TL Mehl
1 EL Öl

Himbeeren auftauen lassen. Quark mit Mineralwasser cremig rühren. Mit Süßstoff abschmekken. Himbeeren zufügen und untermengen. Ei mit Mineralwasser und Mehl schaumig rühren. Masse im heißen Öl von beiden Seiten braten. Quark in das Omelett füllen.

Kalte Mahlzeit:
Radicchio-Endiviensalat mit Schinken

1 Kopf Radicchio (100 g)
1 Kopf Endiviensalat (250 g)
1 Knoblauchzehe
2 EL Fertigsalatsoße mit Kräutern
50 g Kochschinken
1 Scheibe Vollkornbrot (45 g)

Radicchio und ½ Kopf Endiviensalat in Streifen schneiden und waschen. Knoblauch abziehen und in die Salatsoße pressen. Schinken in Streifen schneiden und zum Salat geben, die Soße darübergeben. Brot würfeln, in einer beschichteten Pfanne ohne Fett rösten, über den Salat streuen.

Tip: Restlichen Endiviensalat als Zwischenmahlzeit mit Zitronensaft und Süßstoff essen.

DER EXTRA-TIP

Wer nicht so gern Süßes ißt, füllt das Omelett einfach mit Tsatsiki statt mit Himbeerquark. Verwenden Sie dazu das Rezept vom 17. Tag.

Finden Sie den (leicht bitteren) italienischen Radicchio nicht bei Ihrem Gemüsehändler, können Sie stattdessen die doppelte Menge Endiviensalat für die kalte Mahlzeit (insgesamt 250 Gramm) nehmen.

Für Normal-Esser

Statt des Magerquarks 100 Gramm (½ Becher) Sahnequark nehmen. Alle übrigen Zutaten – bis auf den Süßstoff – verdoppeln; den Quark für die Extraportion mit zwei Eßlöffel Zucker süßen.

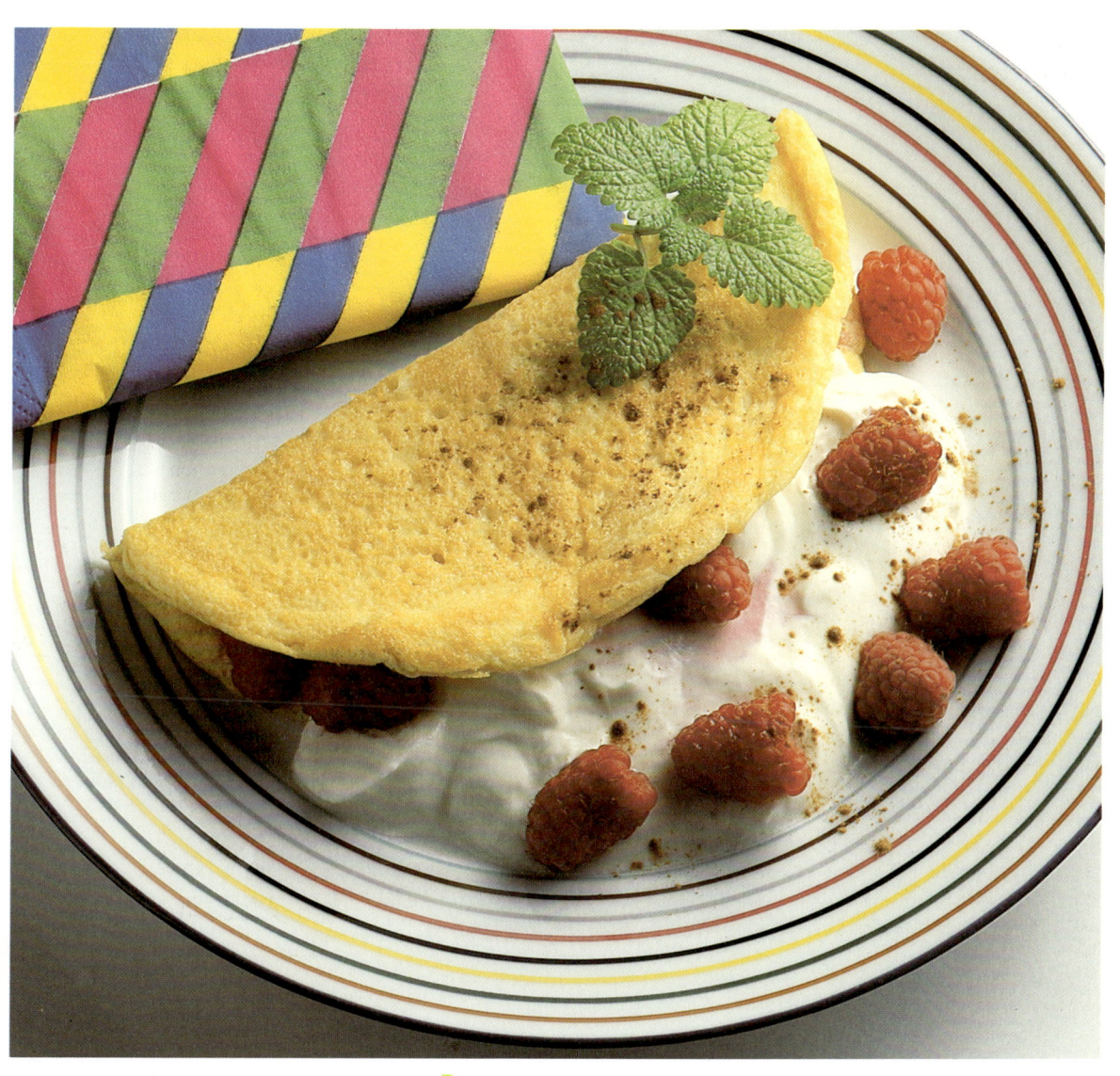

Die warme Mahlzeit
Ein willkommenes
Essen für Naschkat-
zen: Luftiges Schaum-
omelett mit süßem
Himbeerquark gefüllt

57

19. Tag

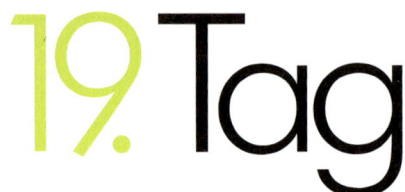

DER EXTRA-TIP

Wer weder Muscheln noch Krabben ißt, kann für die warme Mahlzeit auch eine halbe Dose Thunfisch in Öl (gut abgetropft und mit der Gabel zerpflückt) in die Soße geben.

Ganz ohne Fisch geht's auch: Nehmen Sie für die Soße dann einfach 75 Gramm in feine Streifen geschnittenen Lachsschinken.

Warme Mahlzeit: Muschel-Tomaten-Spaghetti

500 g Miesmuscheln (ersatzweise
75 g Krabbenfleisch)
1 Zwiebel (50 g)
1 Knoblauchzehe
1 TL Margarine oder Butter
½ kleine Dose Tomaten (150 g)
Salz, Pfeffer, Thymian
50 g Spaghetti

Muscheln unter fließendem, kaltem Wasser waschen. Geöffnete aussortieren. Zwiebel und Knoblauch abziehen und würfeln. Im heißen Fett andünsten. Tomaten zufügen, etwas zerdrücken. Etwa 10 Minuten kochen, würzen. Spaghetti in reichlich Salzwasser 10–12 Minuten garen. Muscheln in die Tomatensoße geben, Deckel auflegen und so lange garen, bis sich die Muscheln geöffnet haben (Krabben 1 Minute miterhitzen). Muschel-Tomatensoße über die Spaghetti geben.

Kalte Mahlzeit: Gorgonzola-Brot mit Birne

1 Scheibe Vollkornbrot (45 g)
1 TL Halbfett
30 g Gorgonzola (oder anderer Blauschimmelkäse)
1 Birne (125 g)

Brot mit Halbfett bestreichen und mit Gorgonzola belegen. Die Birne dazu essen.

Für Normal-Esser

100 Gramm Spaghetti extra kochen. Die übrigen Zutaten verdoppeln, die Muschel-Tomatensoße für den schlanken ›Mitesser‹ mit ¼ Becher (50 Gramm) Schlagsahne verfeinern.

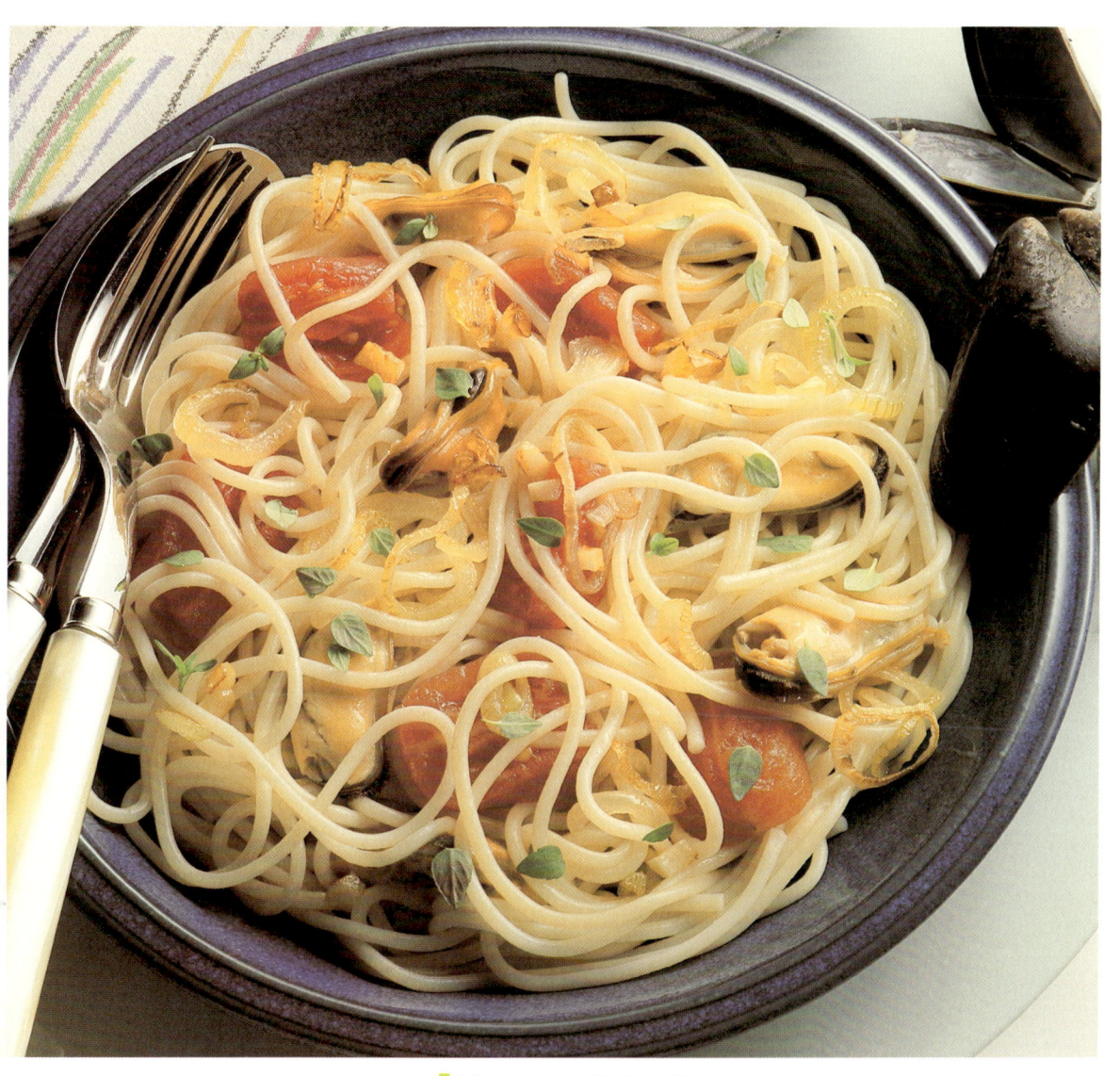

Die warme Mahlzeit
Stark an Urlaub im
sonnigen Süden
erinnern die Muschel-
Tomaten-Spaghetti.
Wer keine Muscheln
mag, findet auf der
linken Seite Tips zum
Variieren

20.Tag

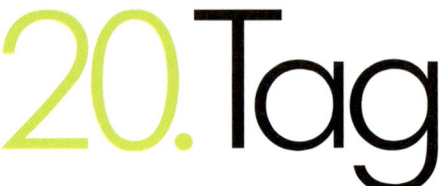

Warme Mahlzeit:
Zwiebelsuppe

200 g Zwiebeln
1 EL Öl
3/8 l Fleischbrühe (Würfel oder Instant)
1 Scheibe Vollkorntoast
1 1/2 TL geriebener Parmesan

Zwiebeln abziehen und in Scheiben schneiden. Im heißen Fett braun braten. Fleischbrühe angießen und 5 Minuten kochen lassen. Suppe in eine Suppentasse füllen. Brot toasten und darauflegen. Käse darüberstreuen. Suppe unter dem Grill oder im Backofen auf höchster Stufe überbacken, bis der Käse schmilzt.

DER EXTRA-TIP

Nehmen Sie für die Zwiebelsuppe möglichst frischen Parmesankäse. Käse aus der Packung schmeckt durch das Überbacken leicht bitter.

Wer's mag, darf die Suppe mit einem Eßlöffel trockenem Weißwein (etwa 20 Kalorien) abschmecken.

Kalte Mahlzeit:
Putenbrust-Salat

200 g Tomaten
1/2 Bund Lauchzwiebeln (100 g)
50 g geräucherte Putenbrust
1 EL Joghurt-Salatcreme
1–2 EL Zitronensaft
Salz, Pfeffer
1 Bund Petersilie
1 Scheibe Vollkornbrot (45 g)

Tomaten putzen, waschen, vierteln. Lauchzwiebeln putzen, in Ringe schneiden und waschen. Putenbrust würfeln. Aus Salatcreme, Zitronensaft und Gewürzen eine Marinade rühren. Über die Salatzutaten geben und mischen. Mit Petersilie anrichten. Das Brot dazu essen.

Für Normal-Esser

Alle Zutaten für die Zwiebelsuppe verdoppeln. Auf die Extraportion zusätzlich vor dem Überbacken ein bis zwei Scheiben Emmentaler- oder Goudakäse geben und zum Dessert einen Fertigpudding mit Sahne servieren.

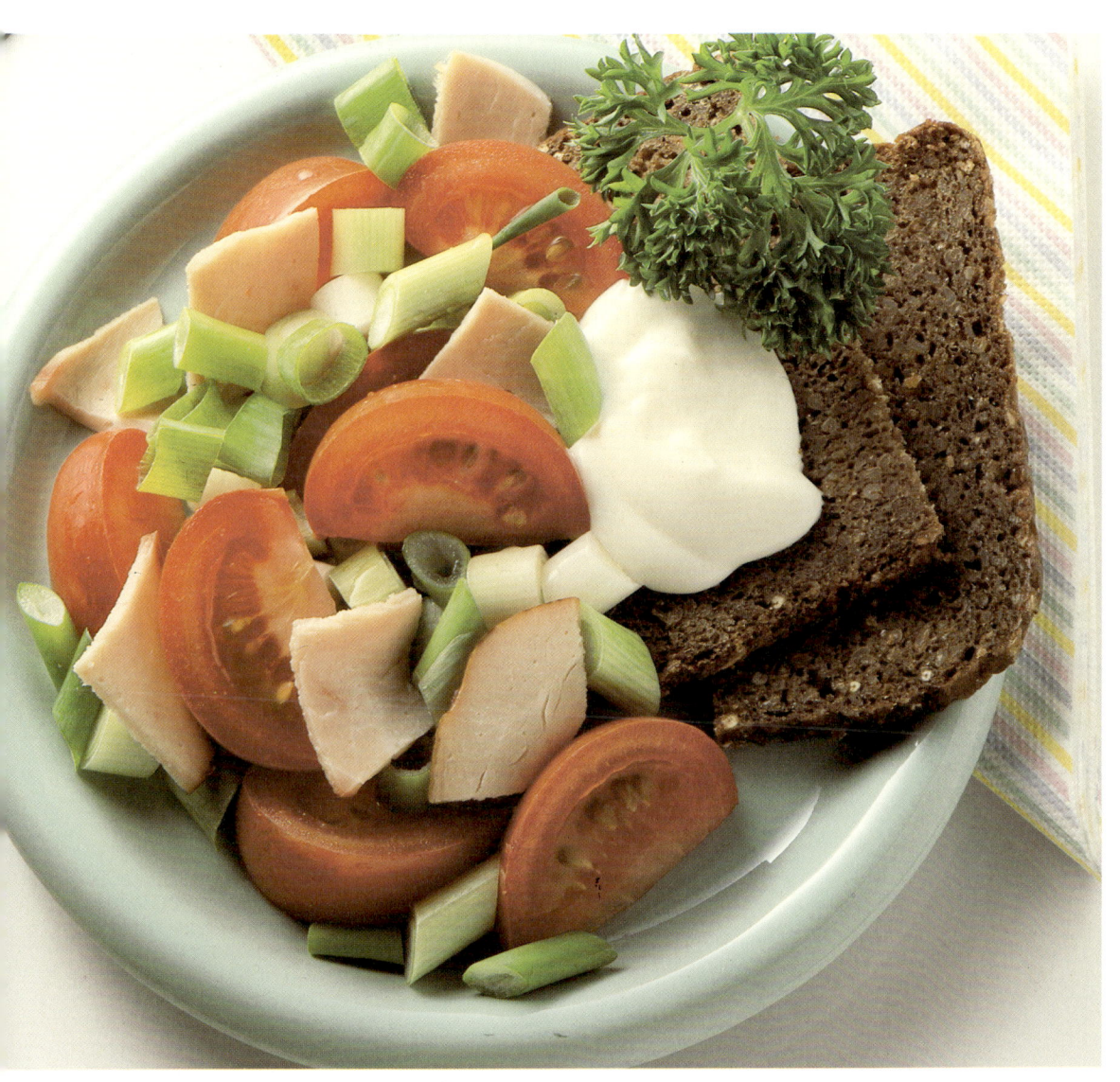

Die kalte Mahlzeit
Ein erfrischender und
sättigender Salat mit
Putenbrust, Tomaten
und Lauchzwiebeln.
Dazu gibt's Vollkorn-
brot

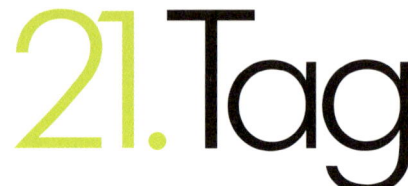

21.Tag

Kalte Mahlzeit: Krabben-Brot mit Dill

1 Scheibe Vollkornbrot (45 g)
1 EL Joghurt-Salatcreme
100 g Krabbenfleisch
1 Bund Dill

Brot mit Salatcreme bestreichen. Krabben daraufgeben. Dill hakken und darüberstreuen.

Tip: Wenn Sie die Krabben gern würziger mögen, beträufeln Sie sie einfach mit Zitronensaft und mahlen frischen Pfeffer darüber.

Warme Mahlzeit: Schwarzwurzel-Schinken-Topf

125 g Kartoffeln
1 Dose Schwarzwurzeln
(250 g Einwaage)
50 g Lachsschinken
½ Paket helle Soße (Instant)
Salz, Pfeffer, Muskat
1 Bund Petersilie

DER EXTRA-TIP

Sie mögen keine Schwarzwurzeln? Dann ersetzen Sie sie durch die doppelte Menge Spargel aus der Dose. Weil Spargel viel weniger Kalorien haben, dürfen Sie außerdem noch 50 Gramm Lachsschinken zusätzlich essen.

Statt der Krabben können Sie für die kalte Mahlzeit 75 Gramm Lachsschinken, in Streifen geschnitten, verwenden.

Kartoffeln schälen, kleinschneiden, waschen, in Salzwasser garen. Schwarzwurzeln abtropfen lassen. Lachsschinken in Streifen schneiden. Soße nach Packungsanweisung zubereiten. Würzen. Schwarzwurzeln und Schinken hineingeben. Alles nochmals erhitzen. Mit gehackter Petersilie bestreuen. Kartoffeln abgießen, unterheben.

Für Normal-Esser

Alle Zutaten bis auf den Lachsschinken verdoppeln. Statt des Schinkens 100 Gramm durchwachsenen Speck ohne Fett in einer Pfanne bei schwacher Hitze kross braten, unter den Eintopf rühren.

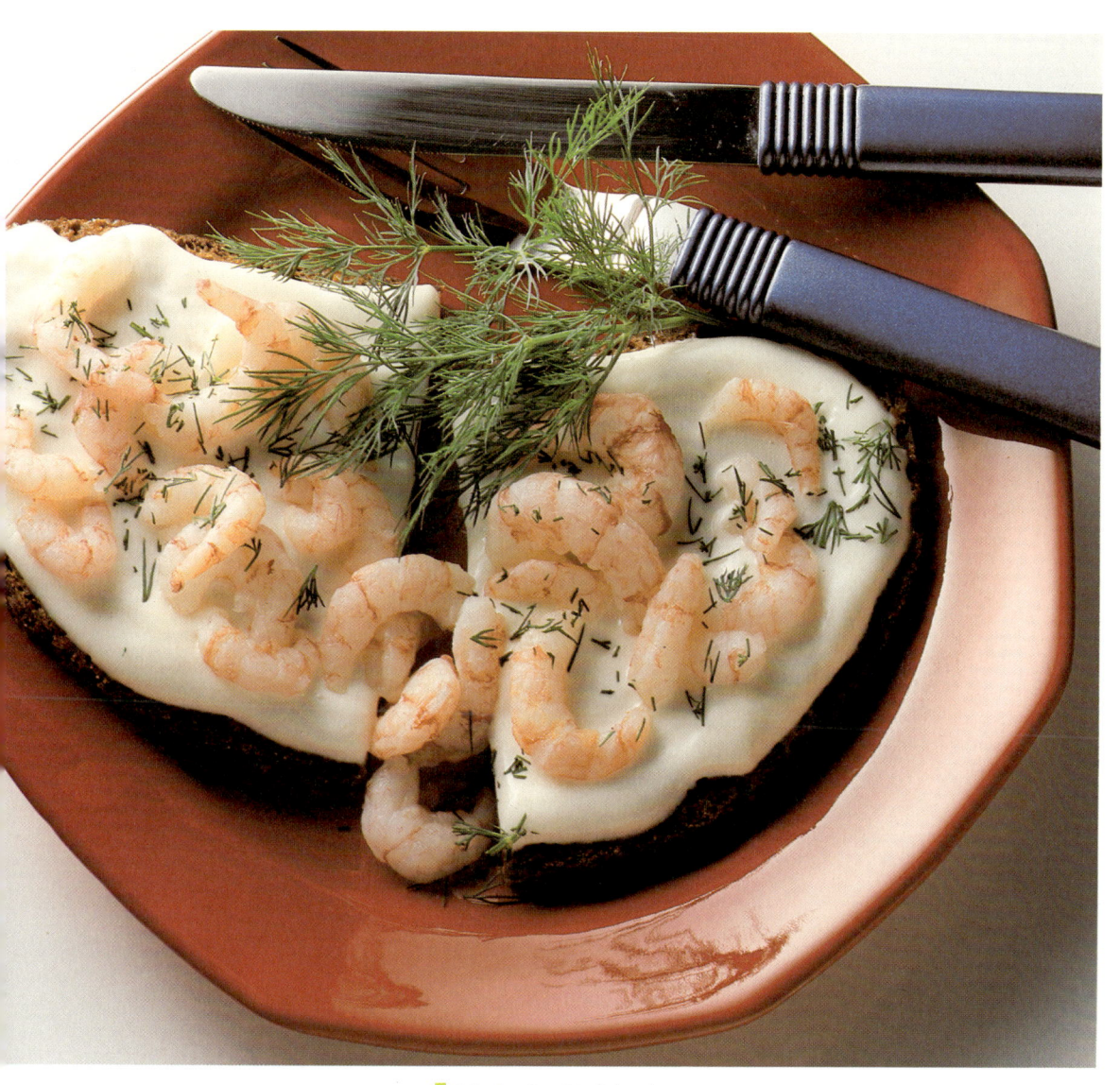

Die kalte Mahlzeit
Das schmeckt nicht
nur ›Nordlichtern‹:
Vollkornbrot, mit
Krabben und viel
gehacktem Dill schön
üppig belegt

22.Tag

Die warme Mahlzeit
Viel schneller gar un
viel leichter als her-
kömmliche Eintöpfe:
Dicke-Bohnen-Topf
mit Würstchen und
Crème fraîche

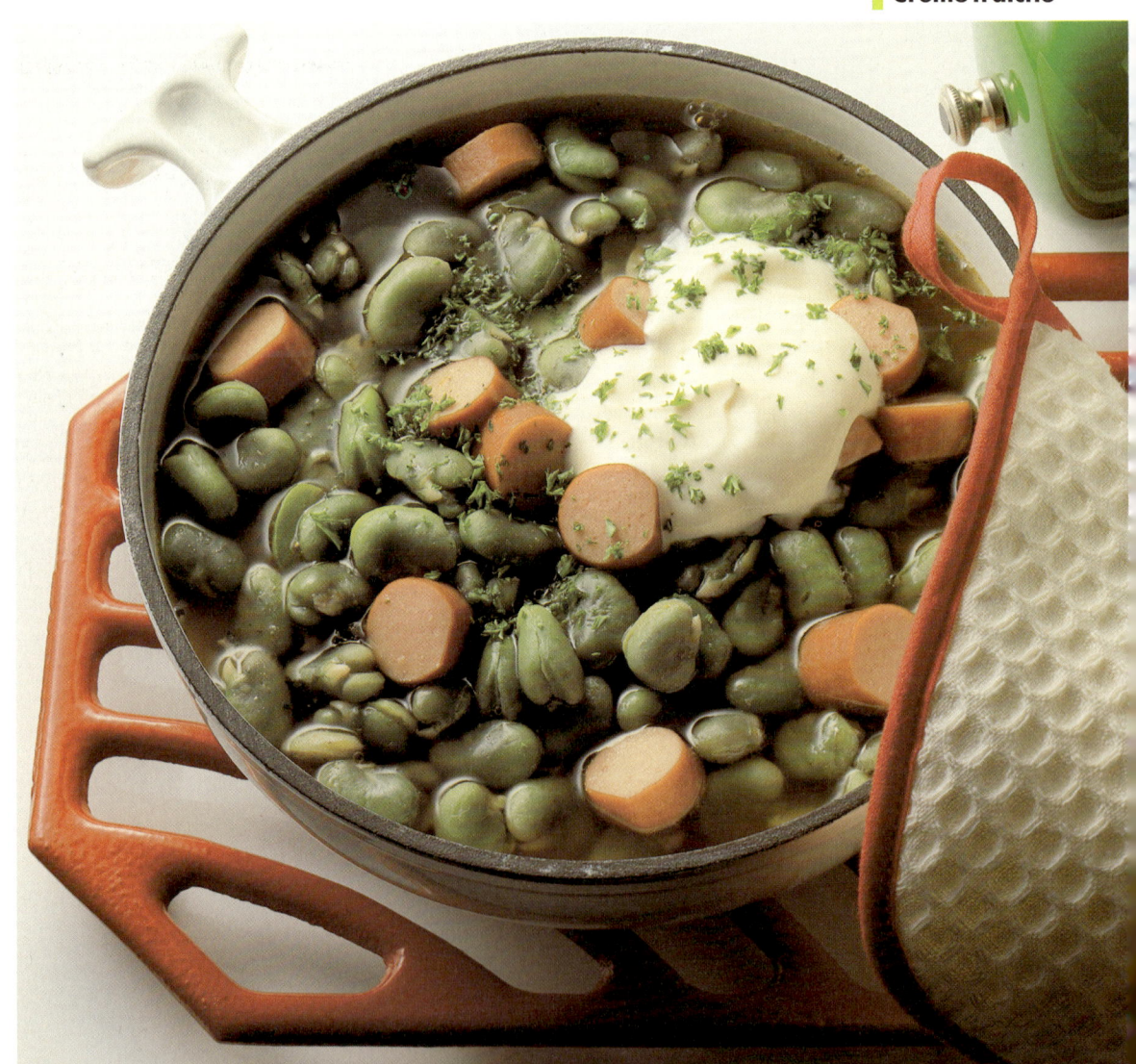

Warme Mahlzeit:
Dicke-Bohnen-Topf
mit Würstchen

200 g Dicke Bohnen
(tiefgefroren)
⅛ l Fleischbrühe (Würfel oder
Instant)
1 EL Crème fraîche
1 kalorienreduziertes Wiener
Würstchen
1 Bund Petersilie

Bohnen nach Packungsanweisung in Brühe garen. Crème fraîche einrühren. Würstchen in Stücke schneiden und darin erhitzen. Petersilie waschen, trockentupfen, fein hacken, Eintopf damit bestreuen.
Tip: Die Bohnen für abends gleich mitgaren!

Kalte Mahlzeit:
Dicke-Bohnen-Salat
und Käsebrot

100 g Dicke Bohnen
(tiefgefroren)
1 Zwiebel (50 g)
½ Salatgurke (200 g)
½ Paket tiefgefrorene
Salatkräuter
2 EL Fertigsalatsoße
mit Kräutern ohne Öl
Salz, Pfeffer
½ Scheibe Vollkornbrot (ca. 22 g)
½ Ecke Schmelzkäse (20 % Fett)

Bohnen nach Packungsanweisung garen. Zwiebel abziehen, in Ringe schneiden. Gurke schälen, würfeln. Abgegossene Bohnen mit Zwiebeln, Gurke und Kräutern mischen. Salatsoße darübergeben, würzen. Brot mit Käse bestreichen und dazu essen.
Tip: Restliche Salatgurke zwischendurch essen.

DER EXTRA-TIP

Sollten Sie keine Dicken Bohnen bekommen, können Sie sie durch grüne Bohnen ersetzen.

Zweite Variationsmöglichkeit: Nehmen Sie statt der Dicken Bohnen die gleiche Menge (200 Gramm) grüne Bohnen und zusätzlich eine kleine Kartoffel (etwa 40 Gramm).

Für Normal-Esser

Alle Zutaten für den Bohnentopf verdoppeln, aber statt des kalorienreduzierten Würstchens in die Extraportion eine Bockwurst und zusätzlich 200 Gramm Salzkartoffeln geben.

23.Tag

Die warme Mahlzeit: Tomatenreis, gewürzt mit Knoblauch, Thymian und Basilikum. Zum Schluß wird geriebener Käse darübergestreut

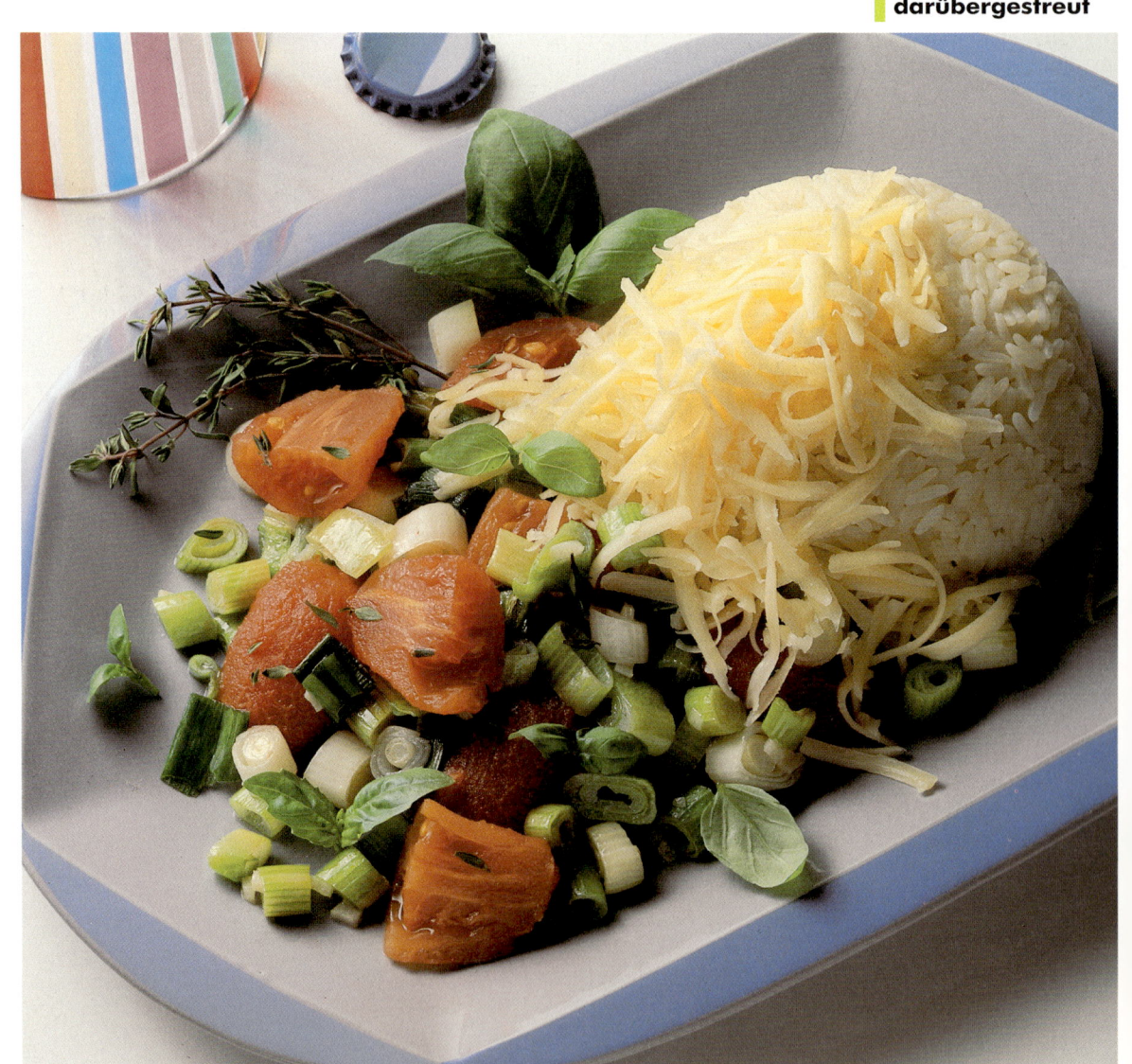

Kalte Mahlzeit:
Saftschinkenbrot
mit Kresse-Remoulade

1 Scheibe Vollkornbrot (45 g)
50 g Rindersaftschinken
2 EL Joghurt-Salatcreme
1–2 EL Zitronensaft
Salz, Pfeffer, Paprikapulver
½ Kästchen Kresse
2 Gewürzgurken (100 g)

Brot mit Rindersaftschinken belegen. Salatcreme mit Zitronensaft cremig rühren. Würzen. Kresse abschneiden und waschen. Gurken fein würfeln. Beides unter die Soße heben. Auf das Brot geben.

Warme Mahlzeit:
Tomaten-Reis mit Käse

50 g Parboiled Reis (Rohgewicht)
½ Bund Lauchzwiebeln (100 g)
1 Knoblauchzehe
1 TL Butter oder Margarine
½ kleine Dose Tomaten (150 g)
Salz, Pfeffer
Thymian, Basilikum
30 g Edamer Käse (30 % Fett)

Reis in Salzwasser 20 Minuten garen. Zwiebeln putzen, in Ringe schneiden und waschen. Knoblauch abziehen und würfeln. Beides im heißen Fett andünsten. Tomaten zerkleinern, zufügen. Alles einige Minuten kochen. Würzen. Reis abgießen, Tomatengemüse dazugeben. Mit geriebenem Käse bestreuen.

DER EXTRA-TIP

Noch würziger wird der Tomatenreis, wenn Sie den Reis in Brühe garen – das sind allerdings etwa 20 Kalorien mehr.

Wer mag, kann den Tomatenreis im Backofen auf höchster Stufe kurz überbacken, bis der Käse leicht gebräunt ist.

Für Normal-Esser

Alle Zutaten verdoppeln. In die Extraportion außerdem 50 Gramm ausgelassenen, durchwachsenen Speck geben. Oder zum Tomatenreis ein gebratenes Kotelett servieren.

24. Tag

Die kalte Mahlzeit
**Der bayerischen Brot-
zeit abgeguckt:
Wurst-Salat mit
Radieschen und Zwie-
beln. Dazu paßt Voll-
kornbrot**

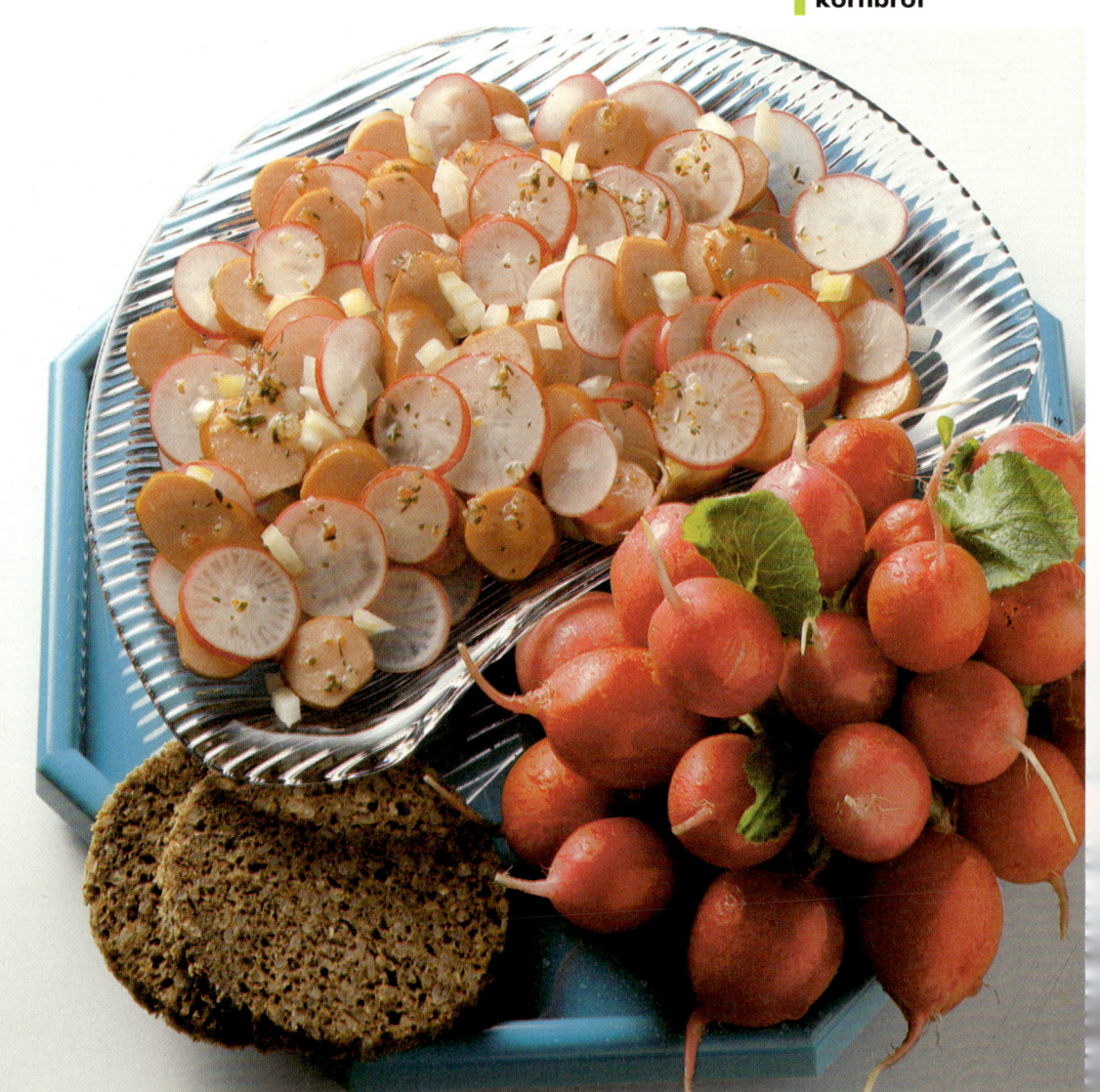

Kalte Mahlzeit:
Wurst-Salat

1 kalorienreduziertes Wiener
Würstchen
1 Bund Radieschen
1 Zwiebel (50 g)
2 EL Fertigsalatsoße mit
Kräutern ohne Öl
1 Scheibe Vollkornbrot

Würstchen in dünne Scheiben schneiden. Radieschen putzen, waschen, die Hälfte in Scheiben schneiden. Zwiebel abziehen, in Ringe schneiden, kurz mit kochendem Wasser überbrühen. Alles mischen, Fertigsalatsoße darübergeben. Brot und restliche Radieschen dazu essen.
Tip: Restliche kalorienreduzierte Würstchen als Zwischenmahlzeiten essen. Pro Mahlzeit ½ Würstchen mit ½ Salatgurke (200 Gramm) und 1 Tomate (75 Gramm).

Warme Mahlzeit:
Hacksteak mit Möhren-Kartoffel-Gemüse

100 g Beefsteakhack
1 Knoblauchzehe
Salz, Pfeffer, Zwiebelpulver
250 g Möhren
125 g Kartoffeln
⅛ l Fleischbrühe
(Würfel oder Instant)
1 TL Öl
1 Bund Schnittlauch

Beefsteakhack mit abgezogener, durchgepreßter Knoblauchzehe und Gewürzen mischen. Ein Hacksteak daraus formen. Möhren und Kartoffeln schälen, waschen und kleinschneiden. In Brühe 10–15 Minuten garen. Hacksteak im heißen Fett von beiden Seiten braten. Das Gemüse mit Schnittlauchröllchen bestreuen, zum Steak essen.

DER EXTRA-TIP

Wer will, kann auch kleine Klößchen aus dem Hackteig formen und auf dem Gemüse garziehen lassen. Dabei sparen Sie 50 Kalorien (Öl) und dürfen deshalb insgesamt 150 Gramm Beefsteakhack essen.

Der Wurst-Salat schmeckt auch mit dünn geraspeltem Rettich anstelle der Radieschen (150 Gramm).

Für Normal-Esser

Das Hacksteak aus 150 Gramm gemischtem Hackfleisch zubereiten. Alle übrigen Zutaten einfach verdoppeln. Die Gemüsebeilage für die Extraportion zusätzlich mit etwas Crème fraîche oder Schlagsahne verfeinern.

25. Tag

Die warme Mahlzeit
Darüber freuen sich
Fischfans: Schollen-
filet in Senfsoße mit
Dill und Pellkartof-
feln. Für ›Fischmuffel‹
gibt es eine Alterna-
tive (siehe Tip)

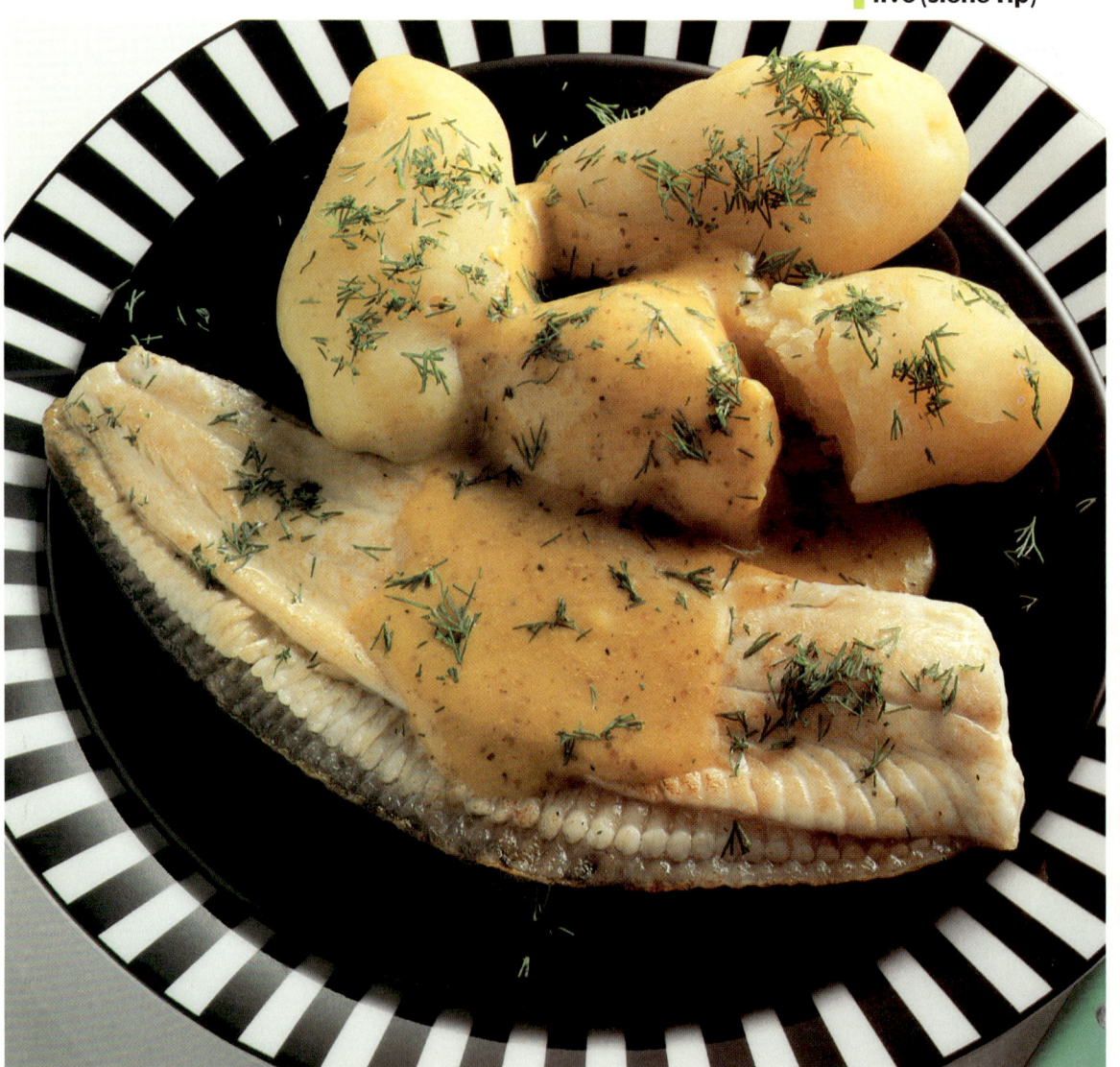

Kalte Mahlzeit:
Brot mit Schollenfilet und Tomatencreme

1 Scheibe Vollkornbrot (45 g)
1 TL Halbfett
2 Tomaten (125 g)
100 g Schollenfilet (bei der warmen Mahlzeit mitgegart)
1 EL Joghurt-Salatcreme
1–2 EL Zitronensaft
1 TL Tomatenketchup
Salz, Pfeffer, Paprika
½ Kästchen Kresse

Brot mit Halbfett bestreichen. Tomaten waschen, in Scheiben schneiden. Auf das Brot legen. Schollenfilet daraufgeben. Salatcreme mit Zitronensaft, Ketchup und Gewürzen verrühren. Kresse abschneiden, waschen und dazugeben. Tomatencreme auf das Schollenfilet geben.

Warme Mahlzeit:
Schollenfilet in Senfsoße mit Dill

150 g Schollenfilet (frisch oder tiefgefroren)
1 TL Zitronensaft
Salz, Pfeffer
250 g Kartoffeln
½ Paket helle Soße (Instant)
1 EL Senf
1 Bund Dill
1 TL Öl

Schollenfilet waschen und trockentupfen. Mit Zitronensaft beträufeln und würzen. Kartoffeln waschen und in der Schale 20 Minuten garen. Soße nach Packungsanweisung zubereiten. Mit Senf abschmecken. Dill hacken und in die Soße geben. Schollenfilet im heißen Öl braten und mit Kartoffeln und Soße essen.
Tip: Schollenfilet für abends gleich mitgaren!

DER EXTRA-TIP

Mögen Sie keinen Fisch, nehmen Sie statt des Schollenfilets 100 Gramm Putenschnitzel und essen eine Hälfte mittags mit der Senfsoße, den Rest abends als Brotbelag.

Für Normal-Esser

Alle Zutaten verdoppeln. Für die Extraportion drei Eßlöffel Schlagsahne unter die Senfsoße rühren. Außerdem einen grünen Salat mit Joghurt-Zitronenmarinade dazu servieren.

26.Tag

Die warme Mahlzeit
**Füllt den Magen
und schmeckt: Nude▶
eintopf mit viel
Gemüse und einem
hartgekochten Ei**

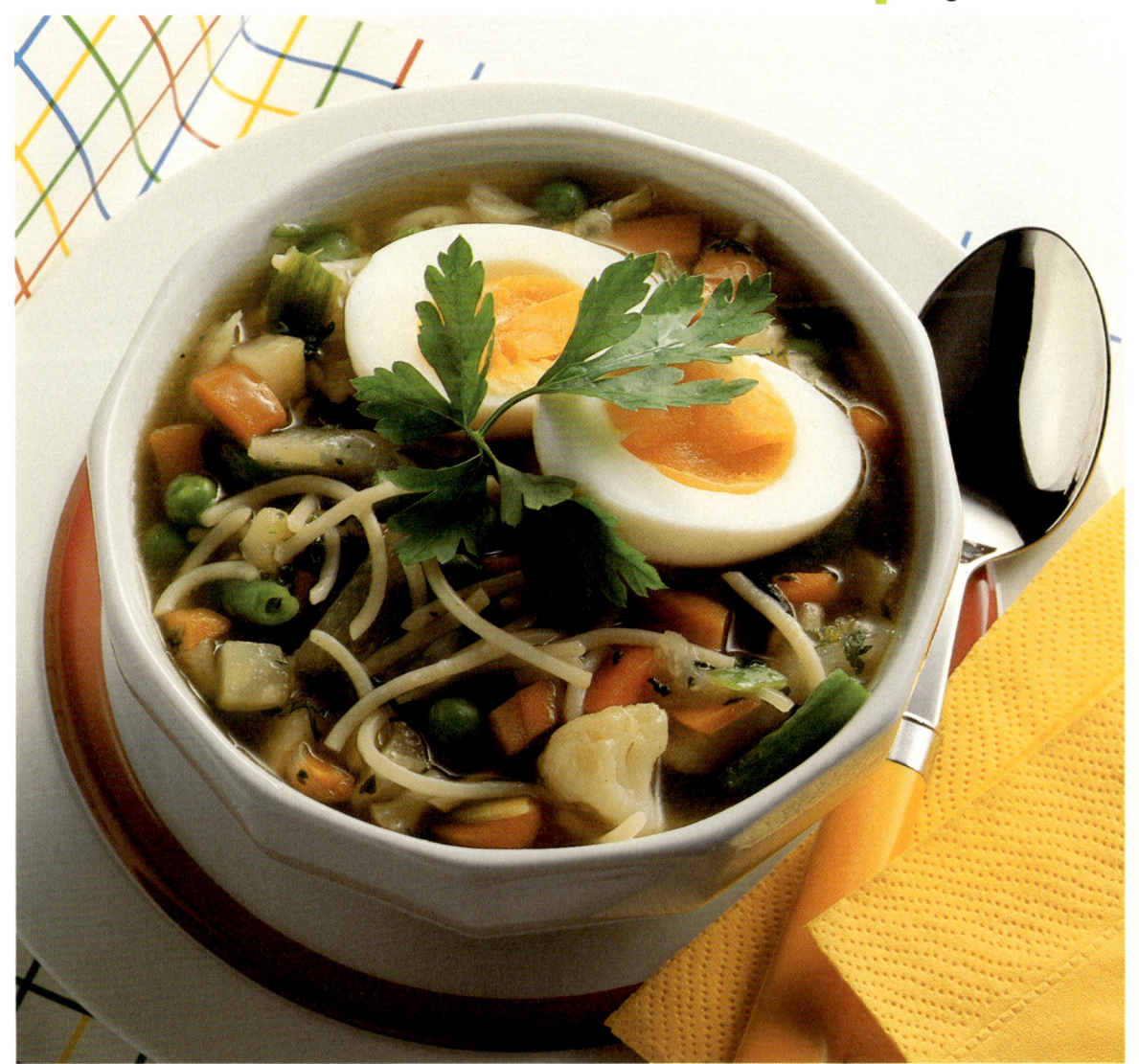

| ½ Dose Mais (140 g) |
| 2 Tomaten (100 g) |
| 60 g Gabelspaghetti (mittags schon mitgegart) |
| 1 EL Joghurt-Salatcreme |
| 1 EL Fertigsalatsoße mit Kräutern ohne Öl |
| Salz, Pfeffer, Paprikapulver |

Den abgetropften Mais in eine Schale geben. Tomaten waschen und in Spalte schneiden, zu dem Mais geben. Nudeln zufügen. Soße aus Salatcreme und Fertigsalatsoße rühren, würzen und über die Salatzutaten geben.
Tip: Restlichen Mais als Zwischenmahlzeit essen.

Warme Mahlzeit:
Nudeleintopf mit Ei

| 30 g Gabelspaghetti |
| ⅜ l Hühnerbrühe (Instant) |
| 1 Paket Suppengemüse (300 g, tiefgefroren) |
| 1 Ei |
| 1 Bund Petersilie |

Nudeln in Salzwasser 7 Minuten garen. Brühe zum Kochen bringen. Gemüse darin 10–15 Minuten garen. Ei kochen. Nudeln abgießen und abtropfen lassen. In die Suppe geben. Ei pellen, ebenfalls in die Suppe geben. Alles mit gehackter Petersilie bestreuen.
Tip: Nudeln für abends gleich mitgaren.

DER EXTRA-TIP

Gabelspaghetti müssen nicht sein. Sie können auch jede beliebige Nudelsorte nehmen – Hauptsache, Sie vergrößern die Menge nicht.

Wer mag, kann statt des Eis ein kalorienreduziertes Würstchen zum Nudeleintopf essen. Dann die Hühnerbrühe durch Fleisch- oder Gemüsebrühe ersetzen.

Für Normal-Esser

100 Gramm Gabelspaghetti kochen. Alle übrigen Zutaten verdoppeln. Die Normalportion eventuell nach Geschmack mit geriebenem Käse servieren und als Dessert eventuell einen Becher Sahnejoghurt (150 Gramm) reichen.

27. Tag

Die warme Mahlzeit
**Die Wirsingkohl-
Hack-Pfanne**
schmeckt nicht nur im
Winter – und ist oben-
drein in höchstens
20 Minuten gar

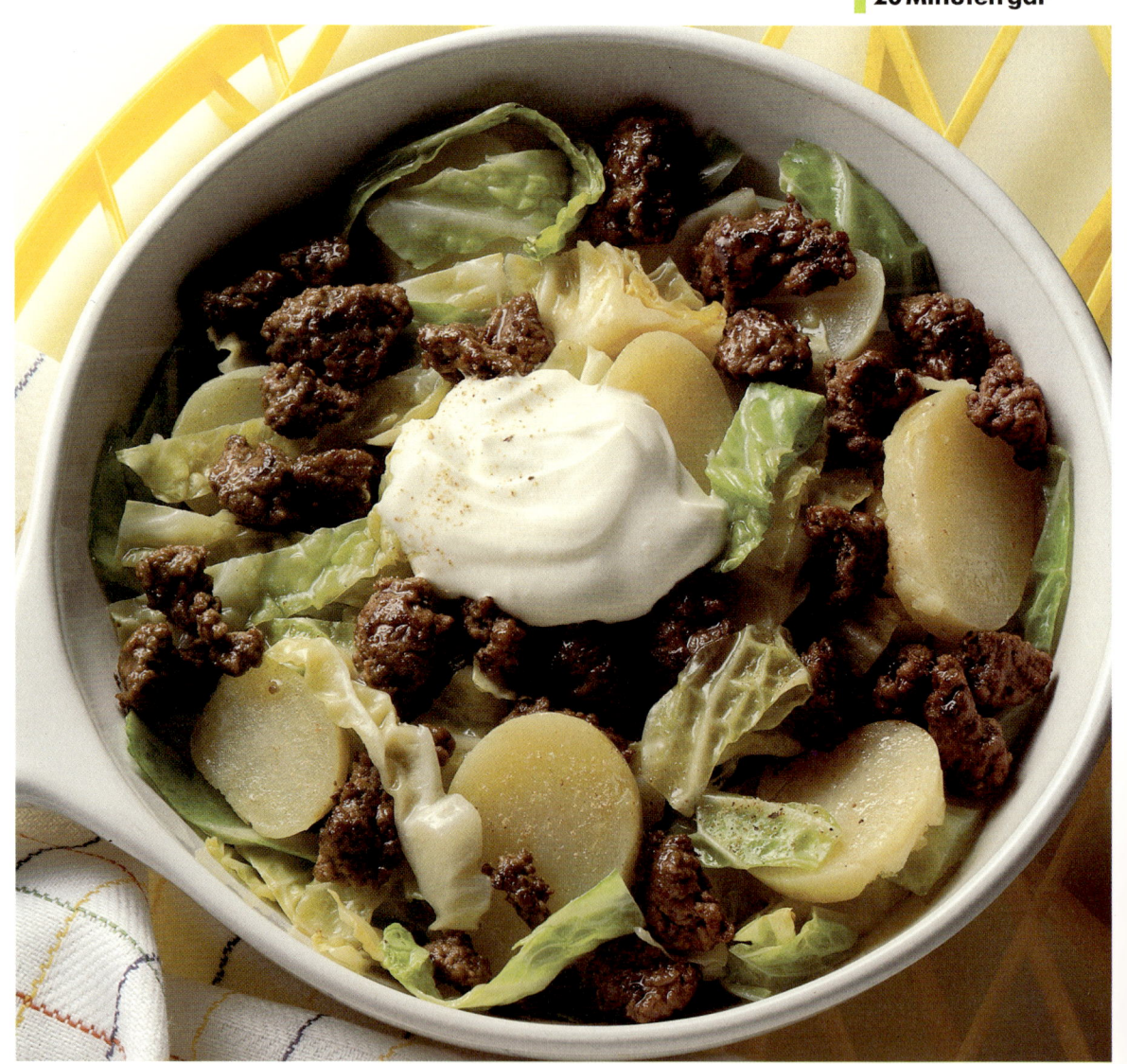

Warme Mahlzeit:
Wirsingkohl-Hack-Pfanne

| 300 g Wirsingkohl |
| 125 g Kartoffeln |
| 1 TL Öl |
| 75 g Beefsteakhack |
| 1 Tasse Fleischbrühe |
| (Würfel oder Instant) |
| 1 EL Crème fraîche |
| Salz, Pfeffer, Muskat |

Wirsingkohl in Streifen schneiden und waschen. Kartoffeln schälen, würfeln und waschen. Öl erhitzen, Hack darin braun braten. Kohl und Kartoffeln zufügen. Kurz mitdünsten. Brühe mit Crème fraîche verrühren, zufügen. Alles 15–20 Minuten garen. Abschmecken.

Kalte Mahlzeit:
Kräuterquark-Brot mit Tomatensalat

| 1 Scheibe Vollkornbrot (45 g) |
| 1 TL Halbfett |
| 3 EL Magerquark (120 g) |
| 2 EL Mineralwasser |
| 1 Knoblauchzehe |
| Salz, Pfeffer, Paprikapulver |
| ½ Paket gemischte Salatkräuter |
| (tiefgefroren) |
| 200 g Tomaten |
| 2 EL Zitronensaft |
| 1 TL Öl |
| Salz, Pfeffer |
| einige Basilikumblätter |

Brot mit Halbfett bestreichen. Quark mit Mineralwasser, abgezogenem, durchgepreßtem Knoblauch und Gewürzen verrühren. Kräuter zufügen. Auf das Brot streichen. Tomaten waschen, in Scheiben schneiden. Soße aus Zitronensaft, Öl und Gewürzen rühren und darübergeben, mit Basilikum anrichten.

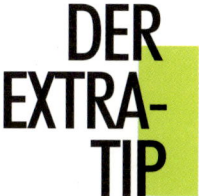

DER EXTRA-TIP

Statt Wirsing darf es natürlich auch Weißkohl sein. Beides ist gesund.

Wenn Sie kein frisches Basilikum bekommen: getrocknetes tut's ebenfalls.

Für Normal-Esser

Alle Zutaten verdoppeln. Für die Extraportion zusätzlich eine Kalbsbratwurst braten, vor dem Servieren auf den Kohl noch drei Eßlöffel Crème fraîche geben.

28.Tag

Die kalte Mahlzeit
Zweimal Toast – ein-
mal mit hartgekoch-
tem Ei und Schnitt-
lauch, einmal mit
Lachsschinken

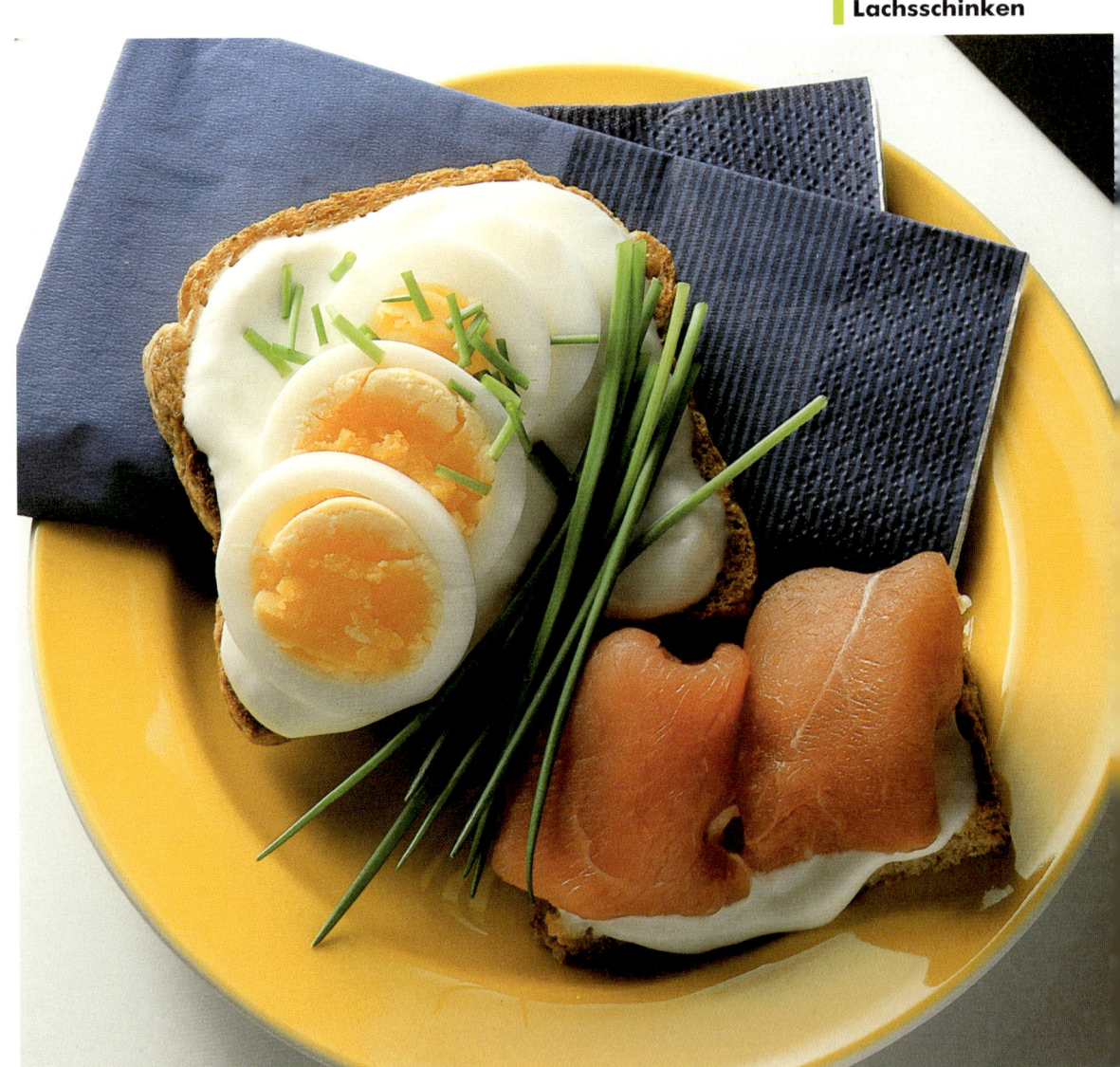

Kalte Mahlzeit:
Ei-Toast und
Lachsschinken-Toast

1 Scheibe Vollkorn-Toast (30 g)
1 EL Joghurt-Salatcreme
1 hartgekochtes Ei
1 Bund Schnittlauch
½ Scheibe Vollkorntoast
1 TL Joghurt-Salatcreme
2 Scheiben Lachsschinken (30 g)

Toast mit Salatcreme bestreichen und mit Eischeiben belegen. Mit feingeschnittenem Schnittlauch bestreuen. Halbe Toastscheibe ebenfalls mit Salatcreme bestreichen und mit Schinken belegen.

Warme Mahlzeit:
Hähnchenbrust
mit Mandarinen und
Curryreis

30 g Parboiled Reis (Rohgewicht)
100 g Hähnchenbrust
1 Zwiebel (50 g)
2 Mandarinen (80 g)
1 TL Öl
Saft von ½ Orange
Salz, Pfeffer, Currypulver

Reis in Salzwasser 20 Minuten garen. Hähnchenbrust waschen und trockentupfen. Zwiebel abziehen, in Streifen schneiden. Mandarinen schälen, in Spalte teilen. Fleisch von beiden Seiten in heißem Fett in der Pfanne braten. Zwiebeln und Mandarinen kurz mitbraten. Orangensaft zufügen. Einmal aufkochen. Mit Salz und Pfeffer würzen. Reis abgießen, mit Curry abschmecken.

DER EXTRA-TIP

Wer keine Hähnchenbrust bekommt, nimmt einfach die gleiche Menge Putenbrust.

Wer keinen Curry mag, läßt ihn einfach weg.

Wenn Sie besonders gern Geflügel essen, können Sie den Toast für die kalte Mahlzeit auch mit gebratener Hähnchenbrust belegen. Braten Sie dann mittags 25 Gramm Hähnchenbrust zusätzlich.

Für Normal-Esser

Alle Zutaten verdreifachen. Für die Extraportion zwei Eßlöffel Butter oder Margarine unter den gegarten Reis mischen.

18 Zwischenmahlzeiter

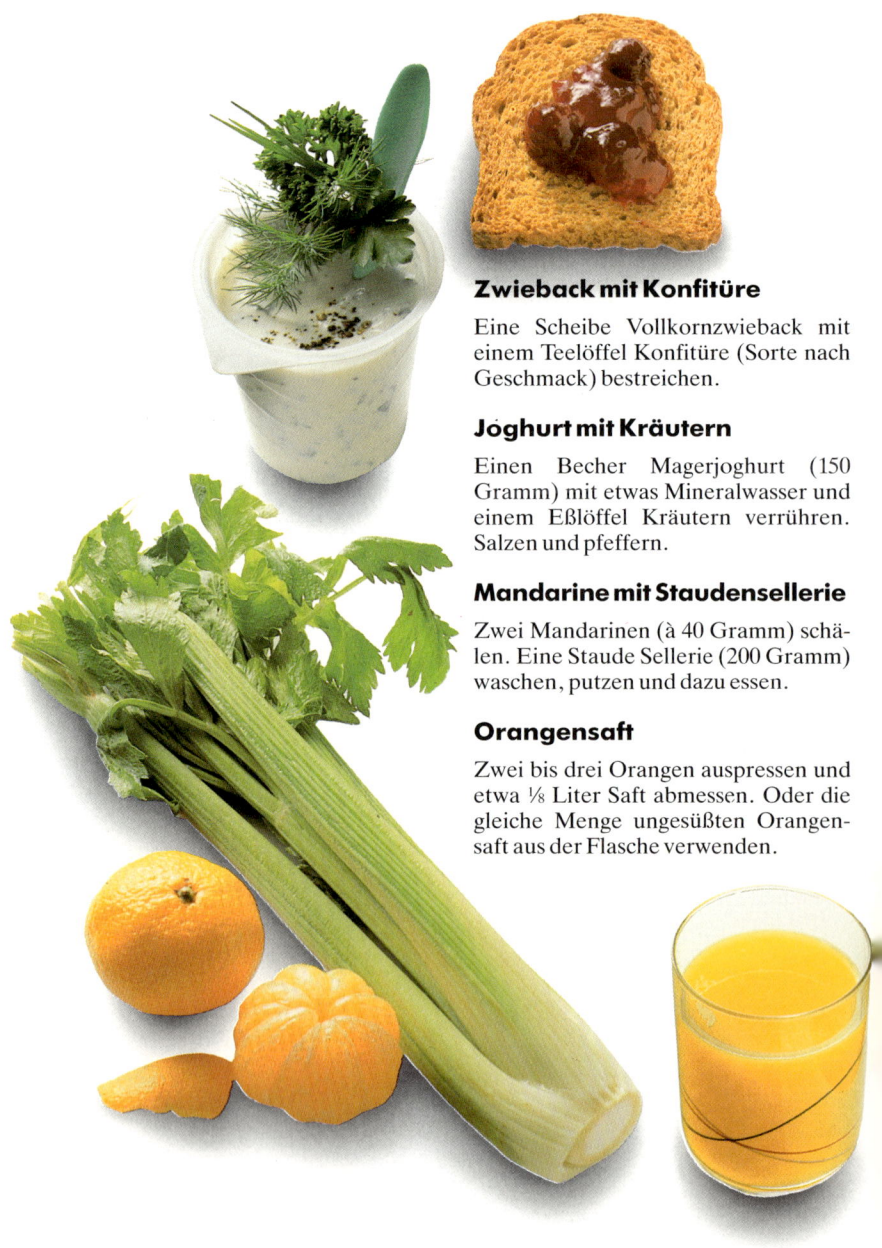

Abgesehen von Frühstück, warmer und kalter Mahlzeit sind bei der Vier-Wochen-Diät pro Tag zwei Zwischenmahlzeiten à 75 Kalorien vorgesehen. Welche Sie essen, hängt von Ihrem Geschmack ab – auf diesen Seiten finden Sie 18 süße und herzhafte Zwischenmahlzeiten zum Aussuchen: Lauter leckere und gesunde Kleinigkeiten, die den Magen besänftigen und das Durchhalten ganz leicht machen.

Wie gesagt – pro Tag sind zwei dieser Snacks erlaubt. Aber wenn Ihr Hunger mal besonders groß ist, können Sie ausnahmsweise auch eine dritte Zwischenmahlzeit essen. Solange das nicht zur täglichen Gewohnheit wird, ist der Diäterfolg nicht gefährdet.

Zwieback mit Konfitüre

Eine Scheibe Vollkornzwieback mit einem Teelöffel Konfitüre (Sorte nach Geschmack) bestreichen.

Joghurt mit Kräutern

Einen Becher Magerjoghurt (150 Gramm) mit etwas Mineralwasser und einem Eßlöffel Kräutern verrühren. Salzen und pfeffern.

Mandarine mit Staudensellerie

Zwei Mandarinen (à 40 Gramm) schälen. Eine Staude Sellerie (200 Gramm) waschen, putzen und dazu essen.

Orangensaft

Zwei bis drei Orangen auspressen und etwa ⅛ Liter Saft abmessen. Oder die gleiche Menge ungesüßten Orangensaft aus der Flasche verwenden.

zum Aussuchen

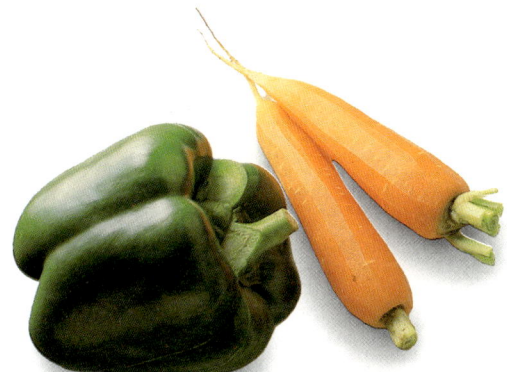

Möhren mit Paprika

Eine mittelgroße Möhre (100 Gramm) und eine Paprikaschote (100 bis 125 Gramm) putzen und waschen.

Hühnerbrühe

Ein bis zwei Teelöffel Instant-Hühnerbrühe mit ¼ Liter kochendem Wasser verrühren. Eine halbe Scheibe Vollkorntoast (15 Gramm) dazu essen.

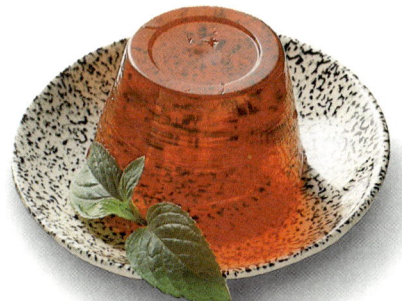

Götterspeise

Einen Becher Fertig-Götterspeise auf einen Dessert-Teller stürzen, eventuell mit einem Zweig Minze oder Melisse garnieren.

Tsatsiki mit Gurke

Einen Eßlöffel Magerquark mit einer durchgepreßten Knoblauchzehe verrühren, salzen und pfeffern. Eine halbe Salatgurke (250 Gramm) dazu essen.

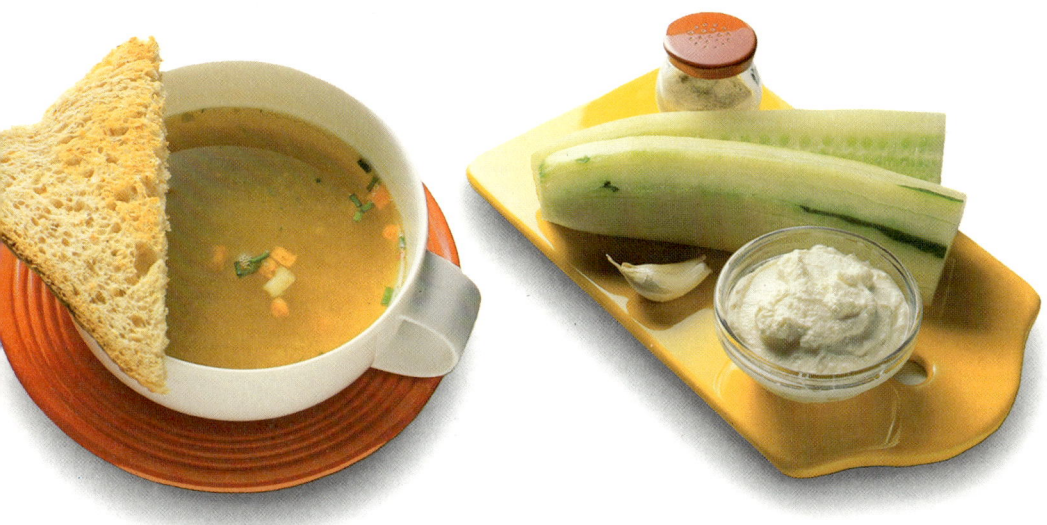

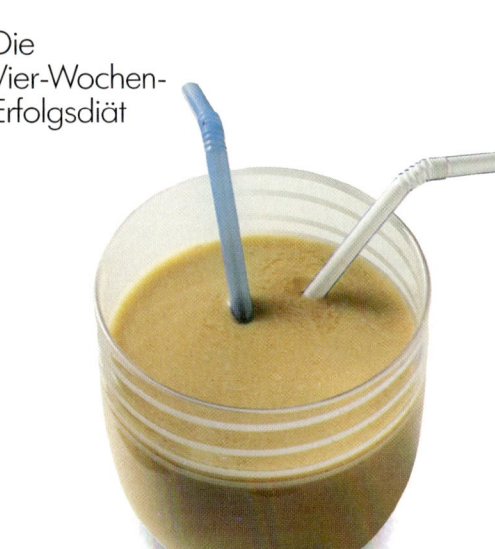

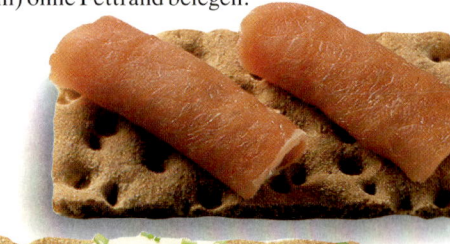

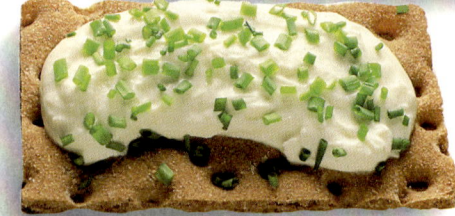

Sanddornmilch

⅛ Liter fettarme Milch mit vier Eßlöffel ungesüßtem Sanddornsaft (aus dem Reformhaus) gut verquirlen und mit flüssigem Süßstoff abschmecken.

Tomatensuppe

Eine Tüte Instant-Tomatensuppe nach Anweisung des Herstellers zubereiten. Einen Eßlöffel Schnittlauchröllchen oder gehackte Petersilie unterrühren.

Tomaten-Feldsalat

100 Gramm Feldsalat putzen und waschen, mit zwei geviertelten Tomaten (100 Gramm) mischen. Einen Eßlöffel Fertigsalatsoße ohne Öl darübergeben.

Schinken-Knäcke

Eine Scheibe Vollkornknäckebrot mit zwei Scheiben Lachsschinken (30 Gramm) ohne Fettrand belegen.

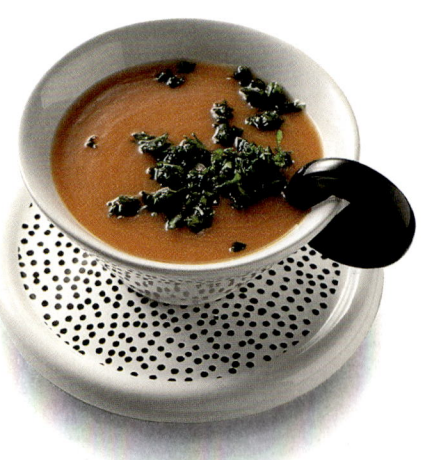

Quark-Knäcke

Eine Scheibe Vollkornknäcke mit einem Eßlöffel Magerquark bestreichen. Reichlich Schnittlauch in Röllchen darüberstreuen, nach Geschmack salzen und pfeffern.

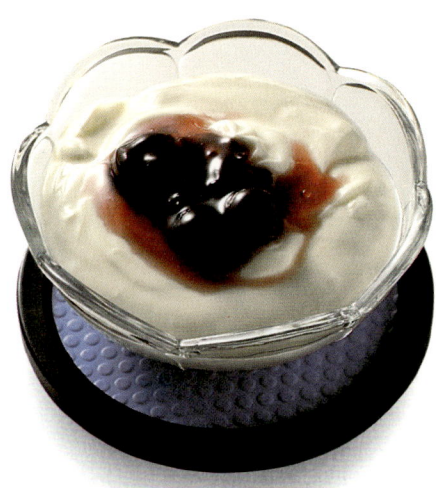

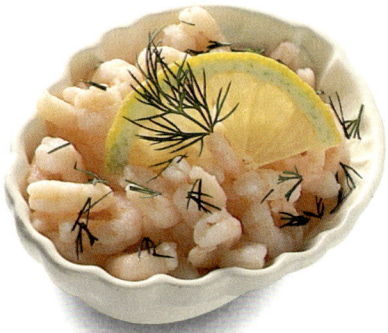

Krabben mit Dill

75 Gramm Krabbenfleisch mit zwei Eßlöffeln Zitronensaft und einem halben Bund gehacktem Dill mischen. Mit frisch gemahlenem Pfeffer würzen.

Quarkspeise

Zwei Eßlöffel Magerquark (80 g) mit etwa zwei Teelöffel Mineralwasser gut verrühren. Einen Teelöffel Konfitüre nach Geschmack unterrühren.

Frisches Obst

Einen kleinen Apfel (100 Gramm) waschen. Nach Möglichkeit nicht schälen! Eine große Mandarine oder Klementine (60 Gramm) dazu essen.

Grapefruit mit Keksen

Eine halbe Grapefruit (rosa oder weiß) mit zwei Vollkornbutterkeksen (à fünf Gramm) essen.

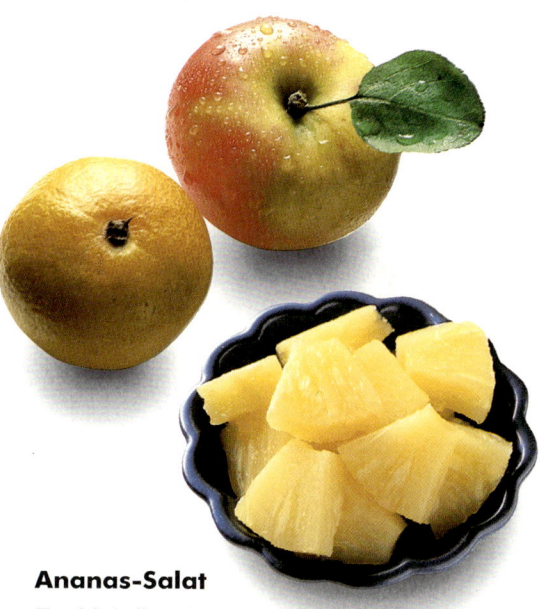

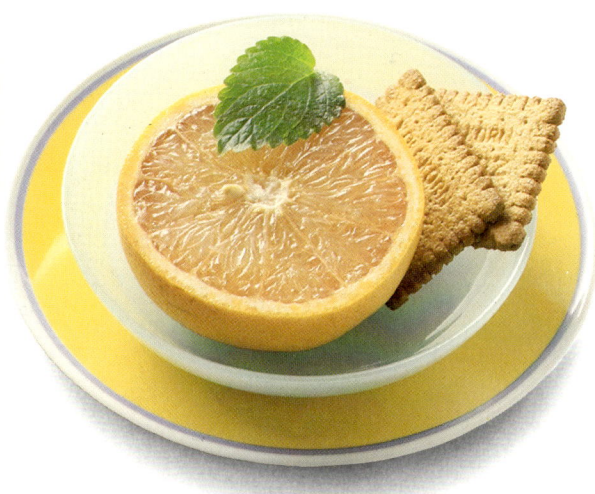

Ananas-Salat

Zwei Scheiben Ananas aus der Dose (à 35 Gramm) in Würfel schneiden. Eventuell mit flüssigem Süßstoff süßen.

Die
Vier-Wochen-
Erfolgsdiät

Einkaufsliste

1.Woche

2.Woche

Das sollten Sie im Hause haben:

Vollkornbrot
Vollkorntoast
Kartoffeln
Parboiled Reis
Nudeln (Spaghetti)
Öl, Butter oder
Margarine, Eier
Knoblauch
Zwiebeln
Fleischbrühe
(Würfel oder Instant)
Hühnerbrühe
(Instant)
Fertigsalatsoße mit
Kräutern ohne Öl
Zitronensaft
Sojasoße, Senf
Meerrettich
Tomatenketchup
Joghurt-Salatcreme
Parmesankäse
Sesamsamen
Orangensaft

An Gewürzen:

Salz
schwarzer Pfeffer
weißer Pfeffer
Currypulver
Zitronenpfeffer
flüssiger Süßstoff
Paprikapulver
Chinagewürz
Muskat
Zimt, Thymian

Tage 1 bis 3

1 Dose Spargel
(150 g Einwaage)
1 rote Paprikaschote
(125 g)
250 g Möhren
1 Bund Radieschen
100 g Tomaten
100 g Zucchini
1 Salatgurke
1 Kopf Blattsalat
(z. B. Lollo Rosso)
200 g Champignons
1 Bund Lauch-
zwiebeln (250 g)
1 Apfel (100 g)
2 Bund Petersilie
1 Bund Schnittlauch
1 Becher Mager-
joghurt (150 g)
1 Becher körniger
Frischkäse (200 g)
1 Becher Crème
fraîche (150 g)
1 Paket TK-Erbsen
1 Kalbsschnitzel
(75 g)
50 g Corned beef
50 g Roastbeef

Tage 4 bis 7

1 Apfel (125 g)
1 Bund Radieschen
1 grüne Paprika-
schote (150 g)
100 g Tomaten
2 Bund Schnittlauch
1 Bund Dill
1 Bund Petersilie
1 Topf Majoran
1 Paket TK-Broccoli
(300 g)
1 Paket TK-Balkan-
gemüse (300 g)
250 g Sauerkraut
1 kleines Glas
Gewürzgurken
1 kleine Dose Ananas
1 Becher Mager-
joghurt (150 g)
1 Ecke Schmelzkäse
(20 % Fett)
75 g Rinderleber
100 g Rinderfiletsteak
75 g Beefsteakhack
(für den 7. Tag evtl.
frisch einkaufen)
50 g Kochschinken
100 g Schollen-Filet

Tage 8 bis 10

1 Apfel (100 g)
2 Mandarinen
1 Birne (100 g)
200 g Zucchini
350 g Fenchel
200 g Champignons
1 Bund Petersilie
1 Bund Basilikum
1 Bund Thymian
2 Bund Schnittlauch
1 Paket TK-Erbsen
(300 g)
1 Glas Tomaten-
paprika (190 g
Einwaage)
1 Becher Mager-
joghurt (150 g)
1 Becher kalorien-
reduzierter Milchreis
(250 g)
50 g Schafskäse
3 Scheiben Geflügel-
sülze (100 g)
50 g geräucherte
Putenbrust
50 g Krabbenfleisch

Tage 11 bis 14

200 g Porree
200 g Möhren
50 g Feldsalat
200 g Tomaten
150 g Fenchel
1 grüne Paprika-
schote (125 g)
1 rote Paprika-
schote (125 g)
200 g Rote Bete
400 g Knollen-
sellerie
250 g Stauden-
sellerie
1 Orange
(140 g mit Schale)
3 Bund Petersilie
1 Bund Schnittlauch
1 Topf
Zitronenmelisse
1 Paket Tomaten-
püree (500 g)
1 kleine Rolle
Harzer Käse
75 g Schweine-
schnitzel
50 g Lachsschinken
1 Forelle frisch oder
tiefgekühlt (150 g)
50 g Räucherlachs
(beides eventuell
frisch einkaufen)
1 Putenschnitzel
(75 g)
50 g Kochschinken

3. Woche 4. Woche

Tage 15 bis 17

200 g Tomaten
250 g Zucchini
125 g Möhren
1 Bund Radieschen
1 Bund Lauch-
zwiebeln
2 Salatgurken
1 Kästchen Kresse
300 g Rosenkohl
1 Apfel (100 g)
1 rote Paprikaschote
1 Bund Petersilie
1 Dose Champignons
(170 g Einwaage)
75 g Schweine-
schnitzel
50 g Corned beef
1 Becher Crème
fraîche (150 g)
1 Becher Mager-
quark (200 g)
1 Becher Mager-
joghurt (150 g)
1 Schachtel helle
Soße (Instant)
1 Packung Vollkorn-
knödel im Koch-
beutel

Tage 18 bis 21

100 g Radicchio
1 Kopf Endiviensalat
(250 g)
1 Birne (125 g)
200 g Tomaten
1 Bund Lauch-
zwiebeln
2 Bund Petersilie
1 Bund Dill
1 Paket tiefgefrorene
Himbeeren (300 g)
1 kleine Dose
Tomaten
(300 g Einwaage)
1 Dose Schwarz-
wurzeln
(250 g Einwaage)
1 Dose Krabben-
fleisch
(100 g Einwaage)
500 g Miesmuscheln
(am 5. Tag frisch
einkaufen)
50 g Kochschinken
50 g geräucherte
Putenbrust
50 g Lachsschinken
30 g Gorgonzola

Tage 22 bis 24

1 Salatgurke (400 g)
1 Bund Lauch-
zwiebeln
1 Kästchen Kresse
250 g Möhren
1 Bund Radieschen
2 Bund Petersilie
1 Paket tiefgefrorene
Dicke Bohnen
(300 g)
1 Paket TK-Salat-
kräuter
1 Paket kalorien-
verminderte
Würstchen
100 g Gewürzgurken
50 g Rindersaft-
schinken
100 g Beefsteakhack
(am 10. Tag frisch
einkaufen)
30 g Edamer Käse
(30 % Fett)
1 Ecke Schmelzkäse
(20 % Fett)

Tage 25 bis 28

425 g Tomaten
1 Salatgurke (400 g)
2 Mandarinen
1 Orange
2 Bund Dill
1 Bund Petersilie
1 Topf Basilikum
1 Bund Schnittlauch
1 Paket tiefgefrorenes
Suppengemüse
(300 g)
1 Schachtel helle
Soße (Instant)
1 Dose Mais
(280 g Einwaage)
300 g Wirsingkohl
250 g Schollenfilet
(frisch oder tief-
gefroren)
100 g Hähnchenbrust
75 g Beefsteakhack
30 g Lachsschinken
1 Becher Mager-
quark (200 g)

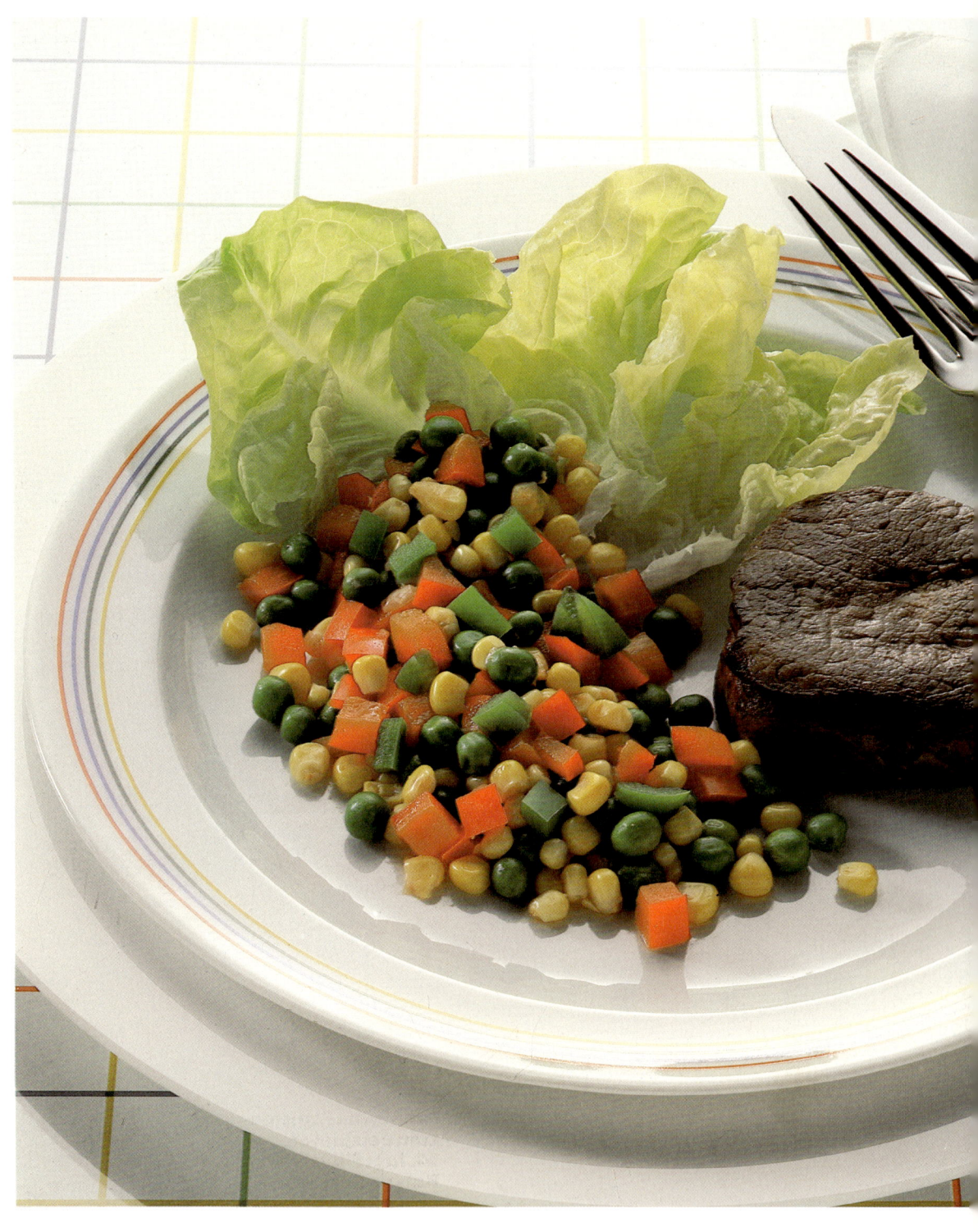

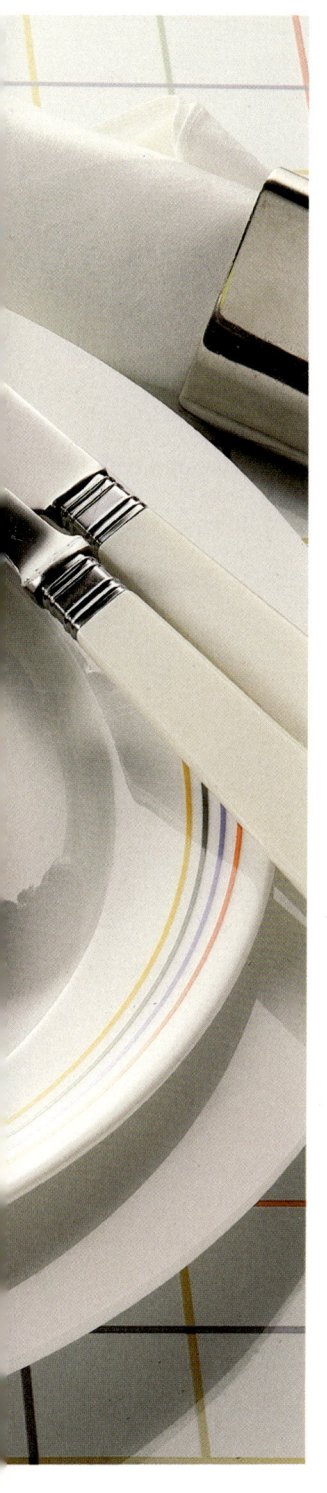

Abnehmen auf Schlemmer-Art

Schlank werden und trotzdem ausgesprochen gut essen – das können Sie mit dieser zweiwöchigen Diät. Obwohl es lauter Leckereien wie Kalbsschnitzel, Filetsteak oder Forelle gibt, verlieren Sie bei 1000 Kalorien pro Tag im Durchschnitt etwa vier Kilogramm

Über den Tag verteilt gibt es jeweils fünf Mahlzeiten: Ein Frühstück mit 200 Kalorien, eine warme Mahlzeit mit 350 Kalorien, eine kalte Mahlzeit mit 300 Kalorien und zwei Zwischenmahlzeiten mit je 75 Kalorien. Wenn Sie Ihr Zielgewicht nach zwei Wochen noch nicht erreicht haben sollten, können Sie die Diät unbedenklich wiederholen. Die warme Mahlzeit ist zwar als Mittagessen eingeplant – aber Berufstätige können sie auch abends kochen und die kalte Mahlzeit mittags am Arbeitsplatz essen.

Für Zutaten, die nicht immer und überall zu haben sind (oder wenn Sie irgend etwas nicht so gern essen mögen): Es gibt Austauschvorschläge.

Essen vom Feinsten – zum Beispiel am 14. Tag: Filetsteak mit Balkangemüse und geröstetem Toastbrot

85

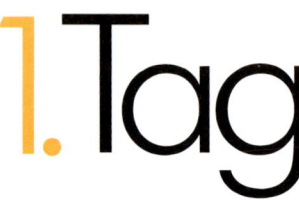

1. Tag

Frühstück: Geplant ist jeden Tag ein anderes. Aber wer eines ganz besonders mag, kann es auch öfter essen. Die Kalorienzahl – 200 – bleibt immer gleich.

Zwischenmahlzeiten: Auch davon gibt es jeden Tag neue – aber Sie können ebenso bei einigen wenigen bleiben. Die Einkaufszettel stimmen dann allerdings nicht mehr genau!

Trinken: Mindestens zwei, besser noch drei Liter am Tag. Erlaubt sind Mineralwasser – eventuell mit etwas kalorienreduziertem Saft gemischt –, Kaffee und Tee ohne Milch und Zucker und auch kalorienreduzierte Limonade.

Frühstück: Grapefruit und Ei-Toast

1 Scheibe Vollkorntoast
1 TL Halbfett
1 hartgekochtes Ei
2 Tomaten (100 g)
1 Kästchen Kresse
½ Grapefruit

Toastbrot toasten und mit Fett bestreichen. Ei pellen und in Scheiben schneiden. Tomaten waschen, ebenfalls in Scheiben schneiden. Beides auf das Brot legen. Kresse daraufgeben. Die Grapefruit dazu essen.

1. Zwischenmahlzeit
½ Netz- oder Ogenmelone (250 g)

DER EXTRA-TIP

Schwarzwurzeln sind nicht jedermanns Sache – Sie können statt dessen auch Spargel nehmen. Und zwar – je nach Hunger – doppelt bis dreimal soviel, denn Spargel haben weit weniger Kalorien.

Bekommen Sie weder Netz- noch Ogenmelone: Honigmelonen haben genauso wenig Kalorien und sind meist leichter zu finden.

Warme Mahlzeit: Kalbsschnitzel mit Schwarzwurzeln

1 Kalbsschnitzel (100 g)
1 Dose Schwarzwurzeln
(250 g Einwaage)
1 TL Öl
Salz, Pfeffer
1 EL Parmesankäse

Schnitzel etwas flach klopfen. Schwarzwurzeln auf einem Sieb abtropfen lassen. Schnitzel in einer beschichteten Pfanne von beiden Seiten in heißem Fett braten. Schwarzwurzeln in die Pfanne geben und einige Minuten miterhitzen. Schnitzel mit Salz und Pfeffer würzen, Schwarzwurzeln mit geriebenem Parmesankäse bestreuen.

2. Zwischenmahlzeit
½ Grapefruit

Kalte Mahlzeit: Schinken-Brot mit Melone

1 Scheibe Vollkornbrot (45 g)
1 EL Halbfett
50 g Lachsschinken
½ Netz- oder Ogenmelone (250 g)

Brot mit Fett bestreichen und mit Schinken belegen. Melone entkernen, schälen und dazu essen.

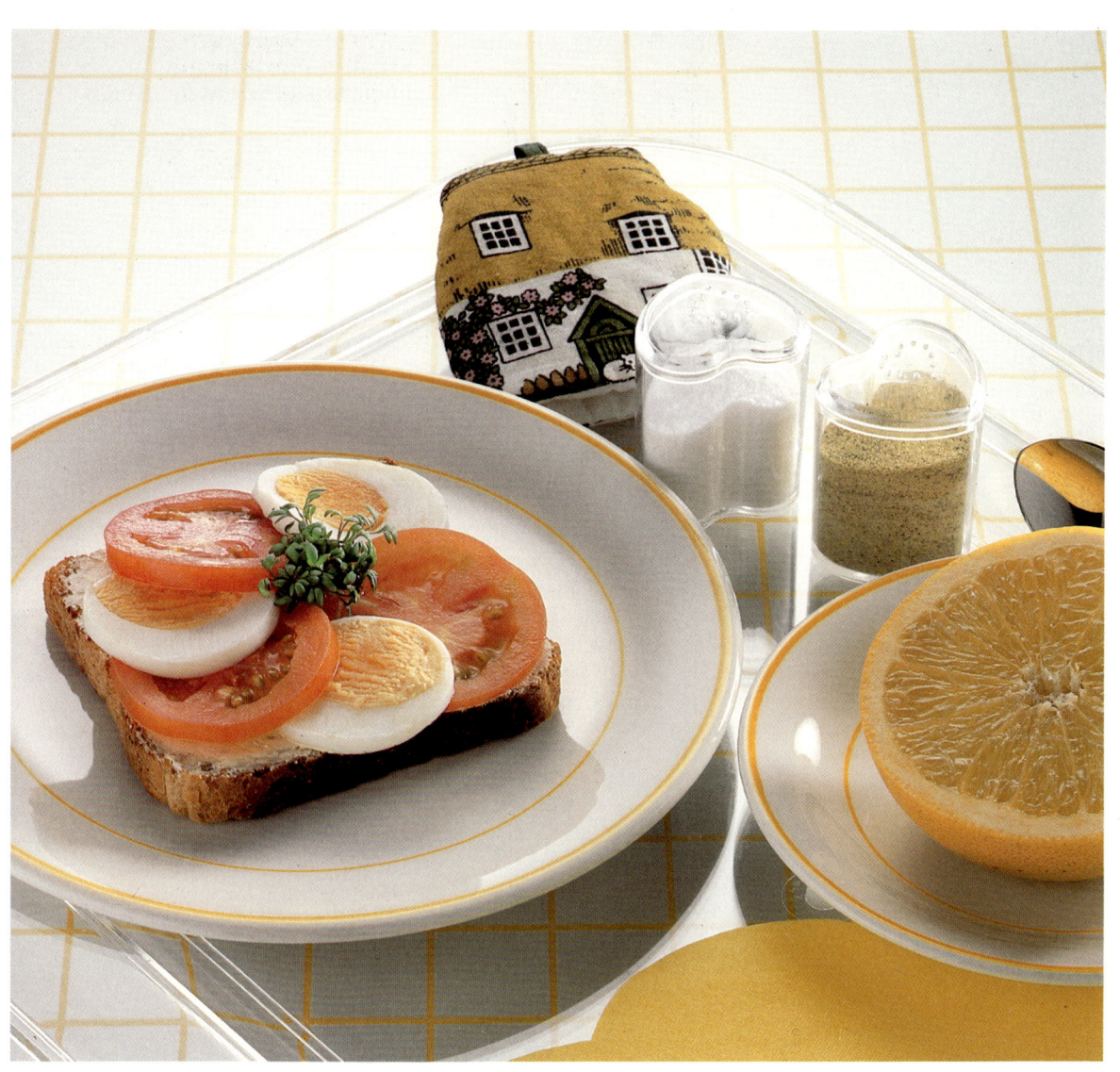

Das Frühstück
Toastbrot, üppig belegt mit hartgekochtem Ei und Tomatenscheiben. Dazu gibt es eine halbe Grapefruit

2.Tag

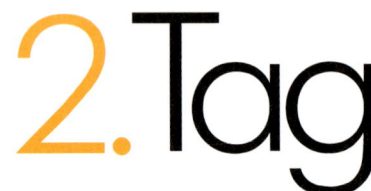

DER EXTRA-TIP

Statt der Forelle können Sie auch die gleiche Menge Fischfilet – zum Beispiel Scholle oder Kabeljau – zubereiten.

Wer keine frischen Champignons bekommt, nimmt statt dessen Dosenpilze.

Wenn Sie keinen Radicchio finden oder den leicht bitteren Geschmack nicht mögen: Jeder andere Salat (z.B. Eisberg) in gleicher Menge tut es ebenso.

Frühstück:
Obstsalat mit Haferflocken

1 Apfel (100 g)
2 Mandarinen (80 g)
½ Banane (50 g)
2 EL kernige Haferflocken
1 Becher Magerjoghurt (150 g)
flüssiger Süßstoff

Apfel waschen, Kerngehäuse entfernen und in Stücke schneiden. Mandarinen schälen, in Spalte zerteilen. Banane in Scheiben schneiden. Alles mit den Haferflocken in eine Schale geben. Joghurt nach Geschmack mit Süßstoff abschmecken und darüber verteilen.

1. Zwischenmahlzeit
2 Möhren (150 g)

Warme Mahlzeit:
Folien-Forelle mit Champignon-Kartoffeln

1 küchenfertige Forelle (200 g)
1 TL Zitronensaft
Salz, Pfeffer
150 g gekochte Pellkartoffeln
1 EL Öl
150 g Champignons
½ Bund Petersilie

Forelle waschen, trockentupfen. Innen und außen mit Zitronensaft, Salz und Pfeffer würzen. In ein großes Stück Alufolie einschlagen und in kochendem Wasser 10 Minuten garen. Kartoffeln pellen und in Würfel schneiden. In heißem Fett goldbraun braten. Champignons putzen, waschen, halbieren. Zufügen und kurz mitbraten. Würzen und mit gehackter Petersilie bestreuen.

2. Zwischenmahlzeit
½ Banane (50 g)

Kalte Mahlzeit:
Radicchio-Ei-Salat

1 Ei, 1 Kopf Radicchio (200 g)
2 EL Zitronensaft
etwas Mineralwasser
1 TL Öl
Salz, Pfeffer, flüssiger Süßstoff
1 Scheibe Vollkornbrot (45 g)
1 TL Halbfett

Ei hart kochen. Radicchio putzen, zerpflücken, waschen. Eine Soße aus Zitronensaft, Mineralwasser, Öl und Gewürzen rühren. Über den Salat geben. Ei pellen, achteln und daraufgeben. Brot mit dem Halbfett bestreichen und dazu essen.

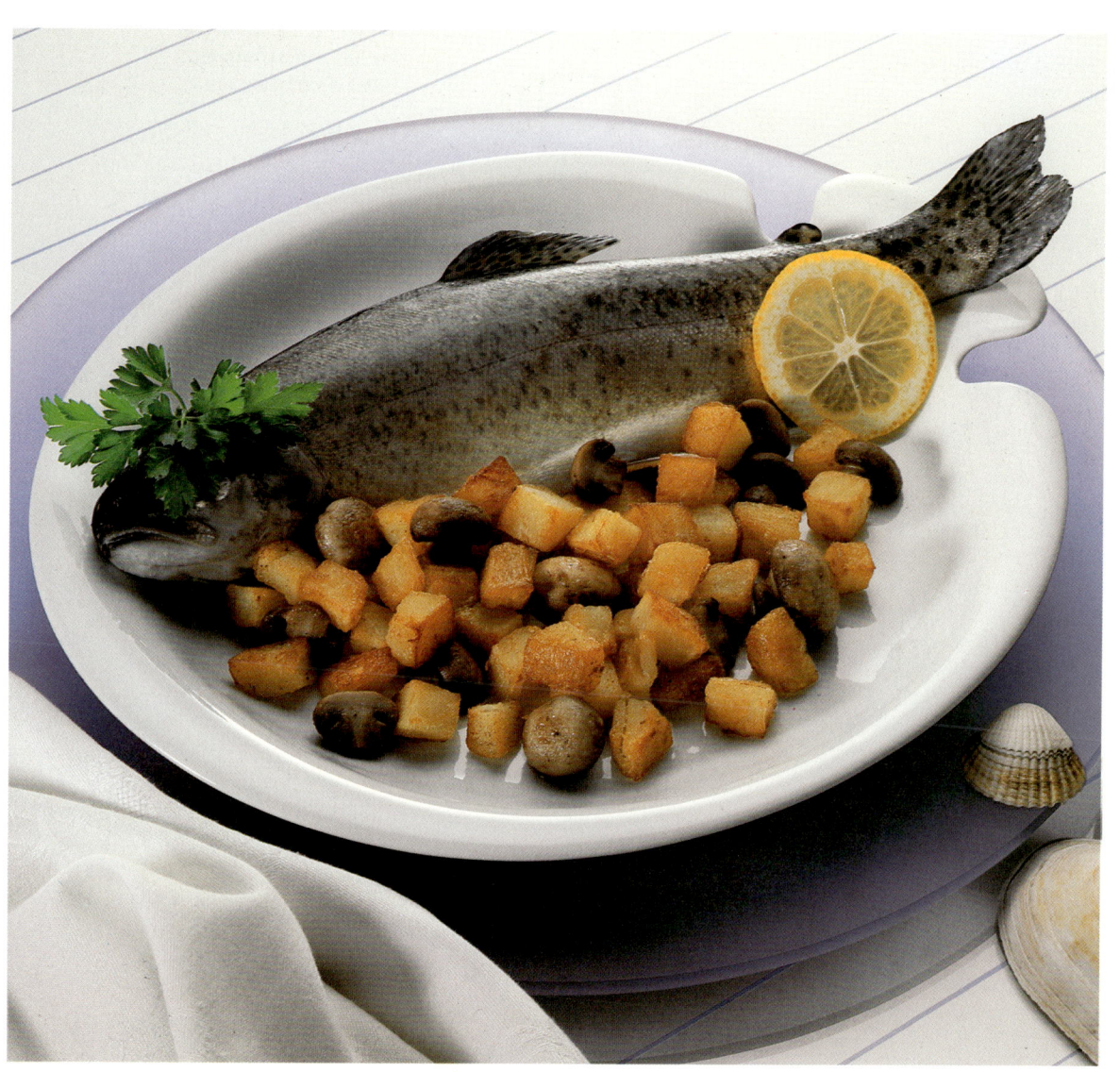

Die warme Mahlzeit
Vitaminschonend und fettfrei in Folie gegarte Forelle mit gebratenen Kartoffelwürfeln und Champignons

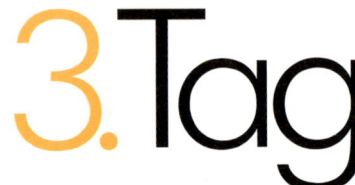

3. Tag

200 g Kartoffeln
1 Ei
2 EL Magerquark
1 EL Joghurt-Salatcreme
1 TL Zitronensaft
1–2 EL Mineralwasser
½ Paket tiefgefrorene Salat-kräuter
Kräutersalz, Paprikapulver

Kartoffeln mit Schale in Wasser garen. Ei hart kochen. Quark mit Salatcreme, Zitronensaft und Mineralwasser verrühren. Kräuter zufügen und würzen. Kartoffeln abgießen und pellen. Ei ebenfalls pellen. Die Soße darübergeben.

2. Zwischenmahlzeit

1 Birne (100 g)

Kalte Mahlzeit:
Fischsalat

½ Paket tiefgefrorenes Schollenfilet (125 g)
⅛ l Fleischbrühe
1 Orange (150 g)
50 g Feldsalat
3 EL Orangensaft
1 TL Öl
Salz, Pfeffer, flüssiger Süßstoff
1 Scheibe Vollkornknäcke
1 TL Butter oder Margarine

Fisch in Brühe zehn Minuten ziehen lassen. Herausnehmen und in Würfel schneiden. Orange schälen, ebenfalls würfeln. Feldsalat waschen und putzen. Alles in eine Schale geben. Aus Orangensaft, Öl und Gewürzen eine Soße rühren. Darübergeben. Knäckebrot mit Fett bestreichen und dazu essen.

DER EXTRA-TIP

Ohne Ingwer geht's beim Frühstück natürlich auch. Schmecken Sie stattdessen eventuell mit etwas flüssigem Süßstoff ab.

Mit den tiefgefrorenen Kräutern ist die warme Mahlzeit besonders schnell gewürzt. Sie können aber nach Geschmack auch frische Kräuter nehmen (etwa zwei Eßlöffel).

Frühstück:
Apfel-Müsli

4 EL kernige Haferflocken
1 Apfel (100 g)
Saft von 1 Orange (4 EL)
Ingwerpulver

Haferflocken in eine Schale geben. Apfel schälen, vierteln, entkernen und grob raspeln. Zufügen. Orangensaft darübergeben. Mit Ingwerpulver abschmecken.

1. Zwischenmahlzeit

250 g Staudensellerie

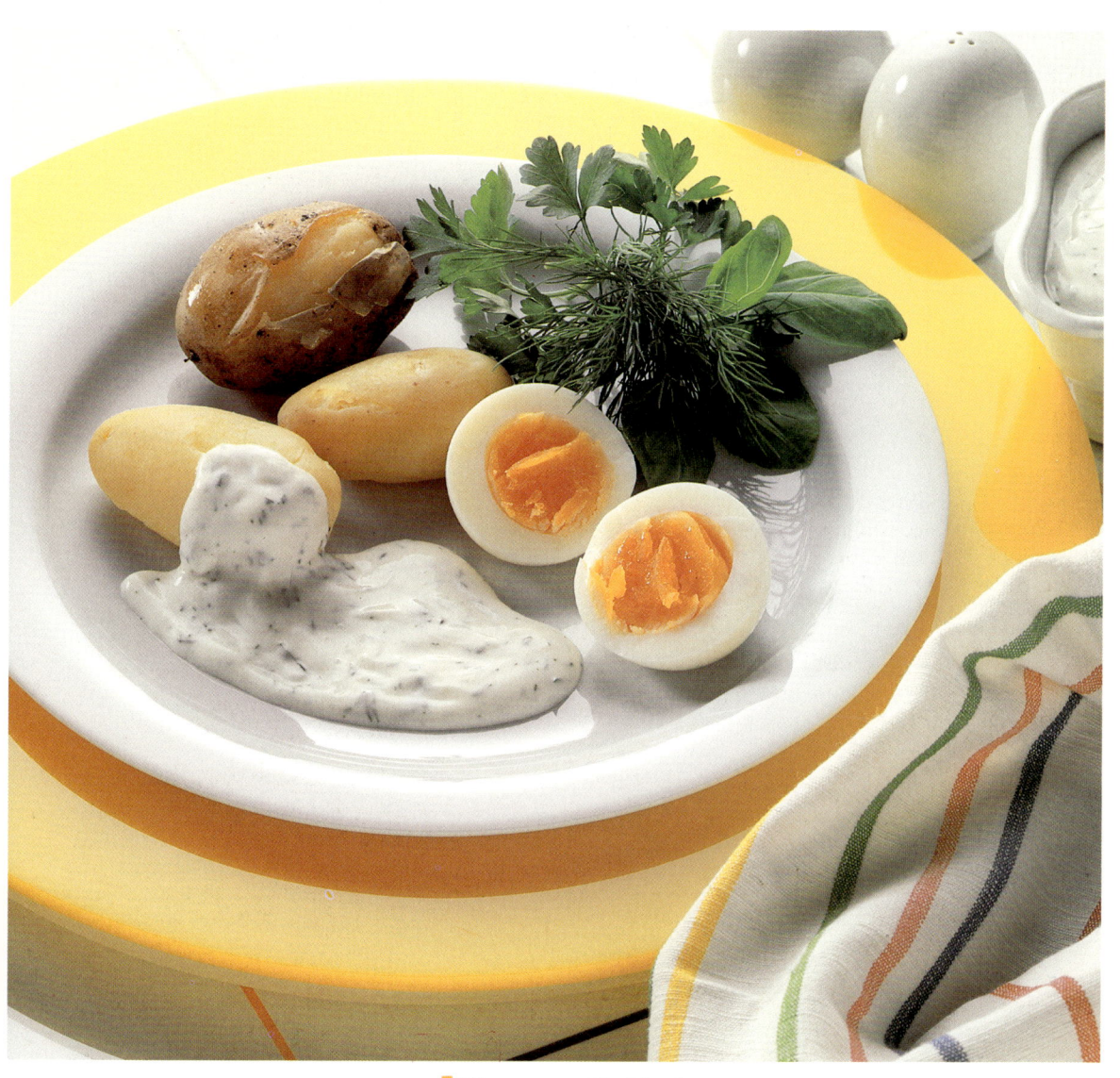

Die warme Mahlzeit
<u>Diese Pellkartoffeln</u>
mit Ei und würziger
Kräutersoße machen
garantiert nicht dick –
im Gegenteil.
<u>Tip:</u> Das Ei können Sie
auch weich essen

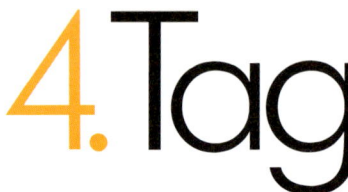

4. Tag

DER EXTRA-TIP

Noch feiner – aber auch etwas teurer – wird die warme Mahlzeit, wenn Sie statt der Hähnchenkeule Hähnchenbrust braten. Dann dürfen es etwa 125 Gramm sein.

Gehören Sie zu denjenigen, die Krabben nicht so schätzen? Ersetzen Sie sie einfach durch 100 Gramm Lachsschinken.

Gibt's keinen frischen Rosenkohl bei Ihrem Gemüsehändler, können Sie ebensogut tiefgefrorenen verwenden. Dann geht das Kochen sogar noch schneller.

Frühstück: Himbeer-Joghurt-Müsli

300 g tiefgefrorene Himbeeren
2 EL kernige Haferflocken
1 Becher Magerjoghurt (150 g)
flüssiger Süßstoff
Zitronenmelisse

Himbeeren auftauen lassen, Haferflocken in einer beschichteten Pfanne ohne Fett rösten. Joghurt und Haferflocken mischen. Süßen. Himbeeren darübergeben. Mit Zitronenmelisse verzieren.

1. Zwischenmahlzeit
1 Scheibe Vollkornknäcke und
1 TL Joghurt-Salatcreme

Warme Mahlzeit: Hähnchenkeule mit Rosenkohl

1 Hähnchenkeule (100 g)
Salz, Pfeffer, Paprikapulver
250 g Rosenkohl
1/8 l Fleischbrühe
geriebene Muskatnuß
1 EL Tomatenketchup
1 EL Öl

Hähnchenkeule mit Gewürzen einreiben. Rosenkohl putzen, waschen. In Brühe mit Muskat und Ketchup 15 Minuten garen. Hähnchenkeule in heißem Fett von beiden Seiten braten.

2. Zwischenmahlzeit
1/2 Rettich (250 g)

Kalte Mahlzeit: Krabbenbrot mit Fenchel

1 Scheibe Vollkornbrot (45 g)
1 EL Halbfett
50 g Krabbenfleisch
etwas Zitronensaft
einige Zweige Dill
1 Knolle Fenchel (250 g)

Das Brot mit Fett bestreichen. Krabben mit Zitronensaft und gehacktem Dill mischen, auf's Brot geben. Fenchel putzen, waschen, halbieren und zum Brot essen.
Tip: Wer keinen Fenchel mag, nimmt stattdessen die doppelte Menge Krabben und eine große Salatgurke (500 Gramm).

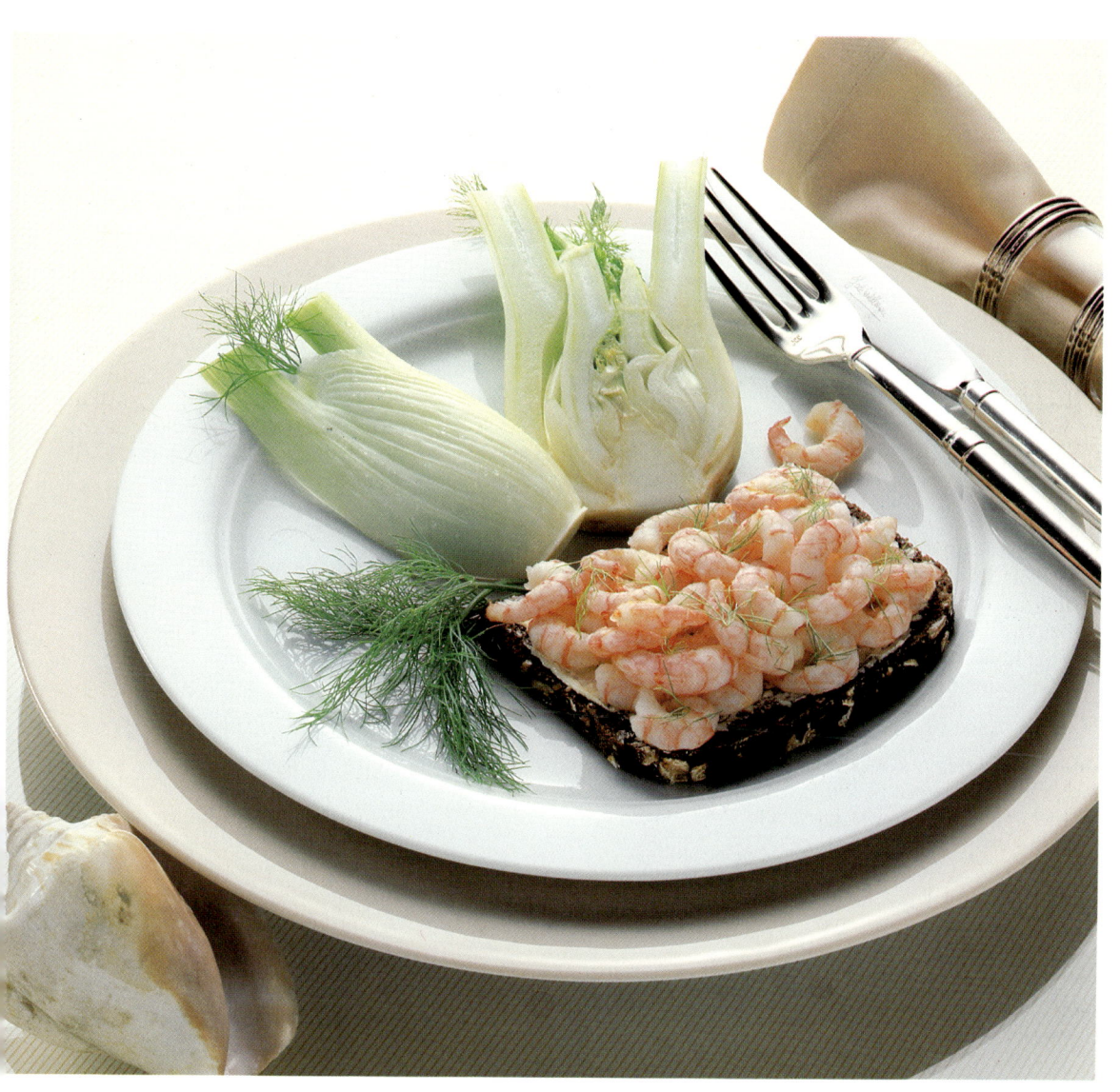

Die kalte Mahlzeit
Kerniges Vollkorn-
brot mit reichlich
frischen Krabben
belegt. Dill und Zitro-
nensaft runden den
Geschmack ab

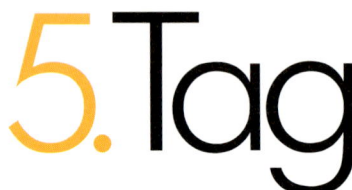

5. Tag

DER EXTRA-TIP

Radieschen sind manchmal schwer aufzutreiben. Nehmen Sie in diesem Fall einen kleinen Rettich (etwa 75 Gramm).

Mögen Sie keinen Kerbel oder finden Sie keinen: Petersilie hat genausowenig Kalorien.

Statt Roquefortkäse (eine französische Blauschimmel-Spezialität) können Sie auch die gleiche Menge Gouda oder Emmentaler auf's Abend-Brot legen.

Frühstück: Ei mit Radieschen-Kräuter-Brot

1 Ei
1 Scheibe Vollkornbrot (45 g)
1 EL Halbfett
1 Bund Radieschen
½ Paket tiefgefrorene Salatkräuter

Ei weich kochen. Brot mit Fett bestreichen. Radieschen putzen, waschen und halbieren. Auf das Brot geben. Mit den aufgetauten Kräutern bestreuen, das Ei dazu essen.

1. Zwischenmahlzeit

3 Tomaten (200 g)

Warme Mahlzeit: Gemüseeintopf

1 EL Vollkorngrieß
1 TL Butter oder Margarine
⅜ l Fleischbrühe
1 Paket tiefgefrorenes Suppengemüse (300 g)
1 Ecke Schmelzkäse (20 % Fett)
½ Bund Kerbel

Grieß in heißem Fett kurz anrösten. Mit Brühe ablöschen. Gemüse zufügen, 10–15 Minuten garen. Käse in Stückchen hineingeben und in der heißen Suppe schmelzen lassen. Mit gehacktem Kerbel bestreuen.

2. Zwischenmahlzeit

1 Kohlrabi (250 g)

Kalte Mahlzeit: Roquefortbrot mit Birne

1 Scheibe Vollkornbrot (45 g)
30 g Roquefort
1 Birne (125 g)

Brot mit Käse bestreichen. Birne schälen, Kerngehäuse entfernen und in Spalte schneiden. Zum Brot essen.

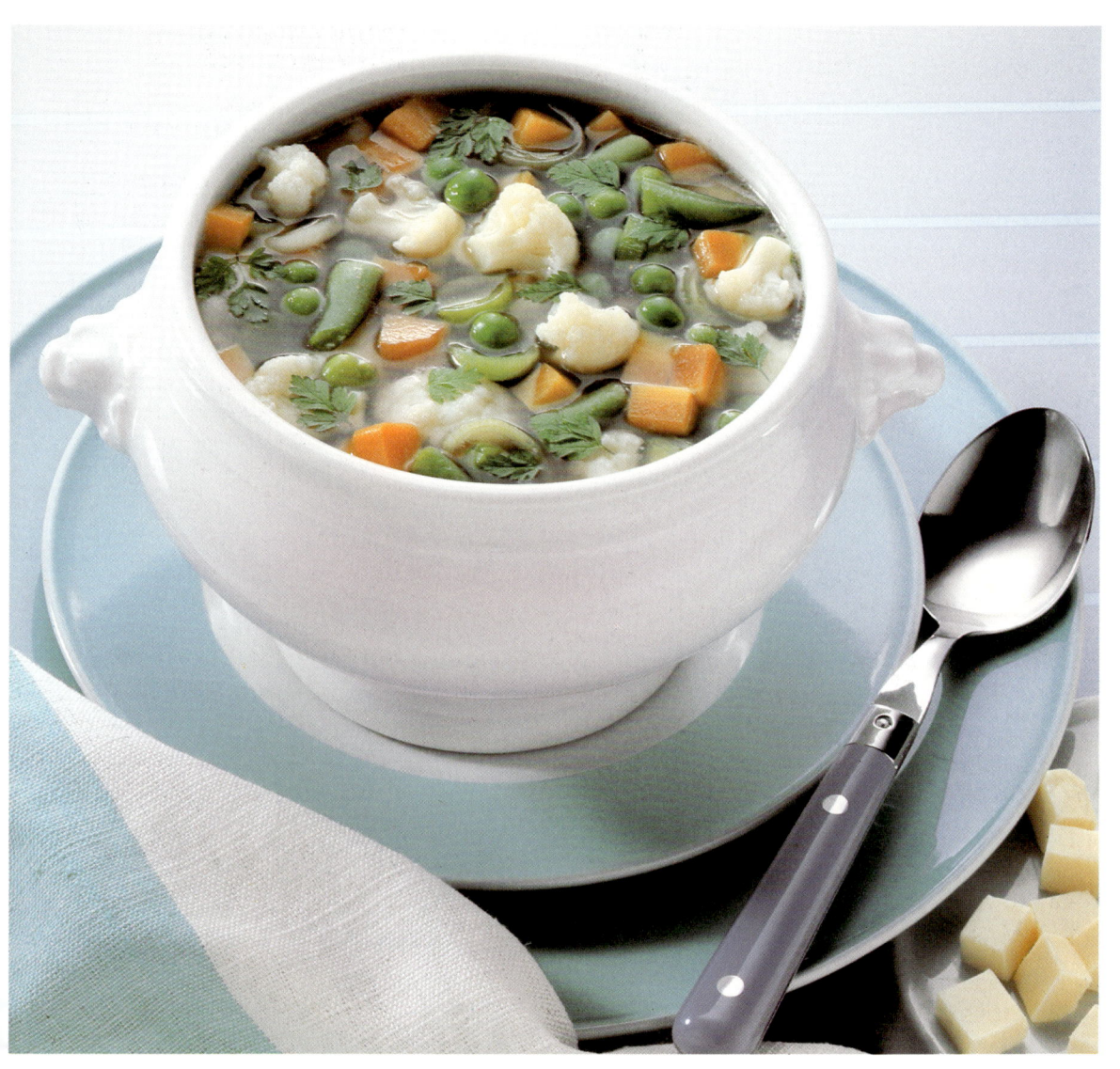

Die warme Mahlzeit
Ein Gemüseeintopf
mit tiefgefrorenem
Suppengemüse,
Grieß und frischem
Kerbel. Schmelzkäse
macht ihn sättigend

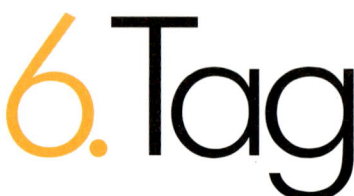

6. Tag

Frühstück:
Ananas-Quark-Brot

1 Scheibe Vollkornbrot (45 g)
1 TL Halbfett
2 EL Magerquark (80 g)
1 Scheibe Ananas (Dose)

Brot mit Fett und Quark bestreichen. Ananasscheibe abtropfen lassen und auf den Quark legen.

1. Zwischenmahlzeit
1 Scheibe Vollkornknäcke
1 Bund Radieschen

DER EXTRA-TIP

Mögen Sie keine Paprikaschoten, ersetzen Sie sie bei der warmen Mahlzeit durch 400 Gramm in Scheiben geschnittene Tomaten.

Wenn Sie keinen Feldsalat bekommen oder er gerade sehr teuer ist, nehmen Sie einfach die gleiche Menge Kopf- oder Eisbergsalat.

Wer Tilsiterkäse zu scharf findet, kann auch Gouda oder Edamer für den Salat verwenden.

Warme Mahlzeit:
Paprika-Ei-Pfanne

200 g gekochte Pellkartoffeln
je 1 rote und grüne Paprikaschote
(à 150 g)
1 EL Öl
1 Ei
Salz, Pfeffer, Paprikapulver

Kartoffeln pellen und in Scheiben schneiden. Paprikaschoten putzen, waschen und in Streifen schneiden. Beides in heißem Öl anbraten und etwa 4 Minuten schmoren lassen. Das Ei darüberschlagen, würzen und stokken lassen.

2. Zwischenmahlzeit
1 Orange (150 g , mit Schale)

Kalte Mahlzeit:
Käsesalat

½ Salatgurke (200 g)
3 Tomaten (200 g)
30 g Feldsalat
30 g Tilsiter (30 % Fett)
2 EL Zitronensaft
etwas Mineralwasser
1 TL Öl
Salz, Pfeffer
1 Kästchen Kresse
1 Scheibe Vollkonbrot (45 g)

Gurke schälen, halbieren und in Scheiben schneiden. Tomaten waschen und achteln. Feldsalat putzen und waschen. Käse in Streifen schneiden oder würfeln. Aus Zitronensaft, Mineralwasser, Öl und Gewürzen eine Marinade rühren, über den Salat geben. Mit Kresse bestreuen, Brot dazu essen.

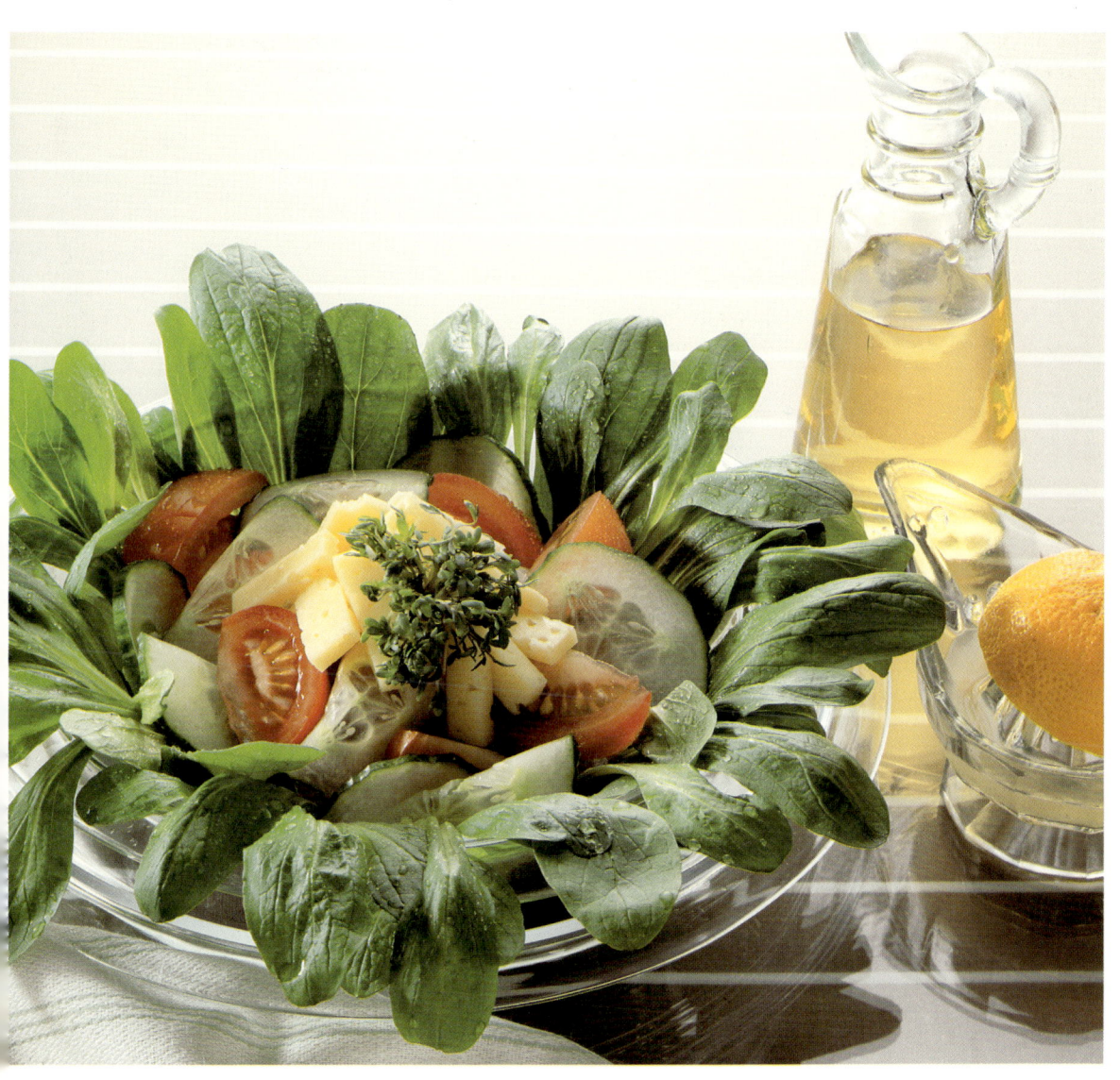

Die kalte Mahlzeit
Üppiger Käsesalat
mit Gurke, Tomaten,
Feldsalat und viel
Kresse. Dazu: eine
Scheibe Vollkornbrot

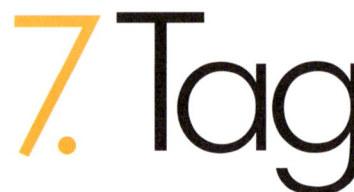

7. Tag

Kalbsschnitzel mit Champignons und Zucchini

125 g Kartoffeln

1 Kalbsschnitzel (100 g)

200 g Zucchini

100 g Champignons

1 EL Öl, Salz, Pfeffer

3 EL Orangensaft, Petersilie

Kartoffeln in der Schale garen. Schnitzel etwas flachklopfen. Zucchini waschen, Enden abschneiden und in Scheiben schneiden. Champignons waschen, putzen, ebenfalls in Scheiben schneiden. Schnitzel von beiden Seiten in Fett in einer beschichteten Pfanne anbraten. Zucchini und Champignons zufügen. Alles 5 Minuten braten. Würzen, das Schnitzel warm stellen. Orangensaft unterrühren. Kartoffeln pellen und dazu essen. Mit Petersilie garnieren.

Kalte Mahlzeit: Leberwurstbrot

1 Scheibe Vollkornbrot (45 g)

1 TL Butter oder Margarine

30 g kalorienreduzierte Leberwurst

1 Dose Mais (150 g)

Brot mit Fett und Leberwurst bestreichen. Mais dazu essen.

DER EXTRA-TIP

Wer keine Zucchini mag, nimmt stattdessen einfach die doppelte Menge Champignons.

Statt eines Kalbsschnitzels schmeckt auch Hähnchenbrust – die Kalorienzahl bleibt gleich.

Bei den Zwischenmahlzeiten können Sie die Paprikaschote gegen 200 Gramm Tomaten austauschen.

Frühstück: Schinkenspiegelei auf Brot

1 Ei

1 TL Butter oder Margarine

1 Scheibe Lachsschinken (30 g)

1 Scheibe Vollkornbrot (45 g)

Spiegelei in Fett in einer beschichteten Pfanne braten. Schinken auf das Brot legen. Spiegelei daraufsetzen.

1. und 2. Zwischenmahlzeit

1 Dose Mais (150 g)

1 grüne Paprikaschote (150 g)

2 EL Zitronensaft

Salz, Pfeffer

Mais in eine Schale geben. Paprikaschote putzen, waschen und würfeln, zum Mais geben. Zitronensaft mit Gewürzen verrühren und darübergeben. Salat in zwei Portionen teilen und jeweils eine Portion als Zwischenmahlzeit essen.

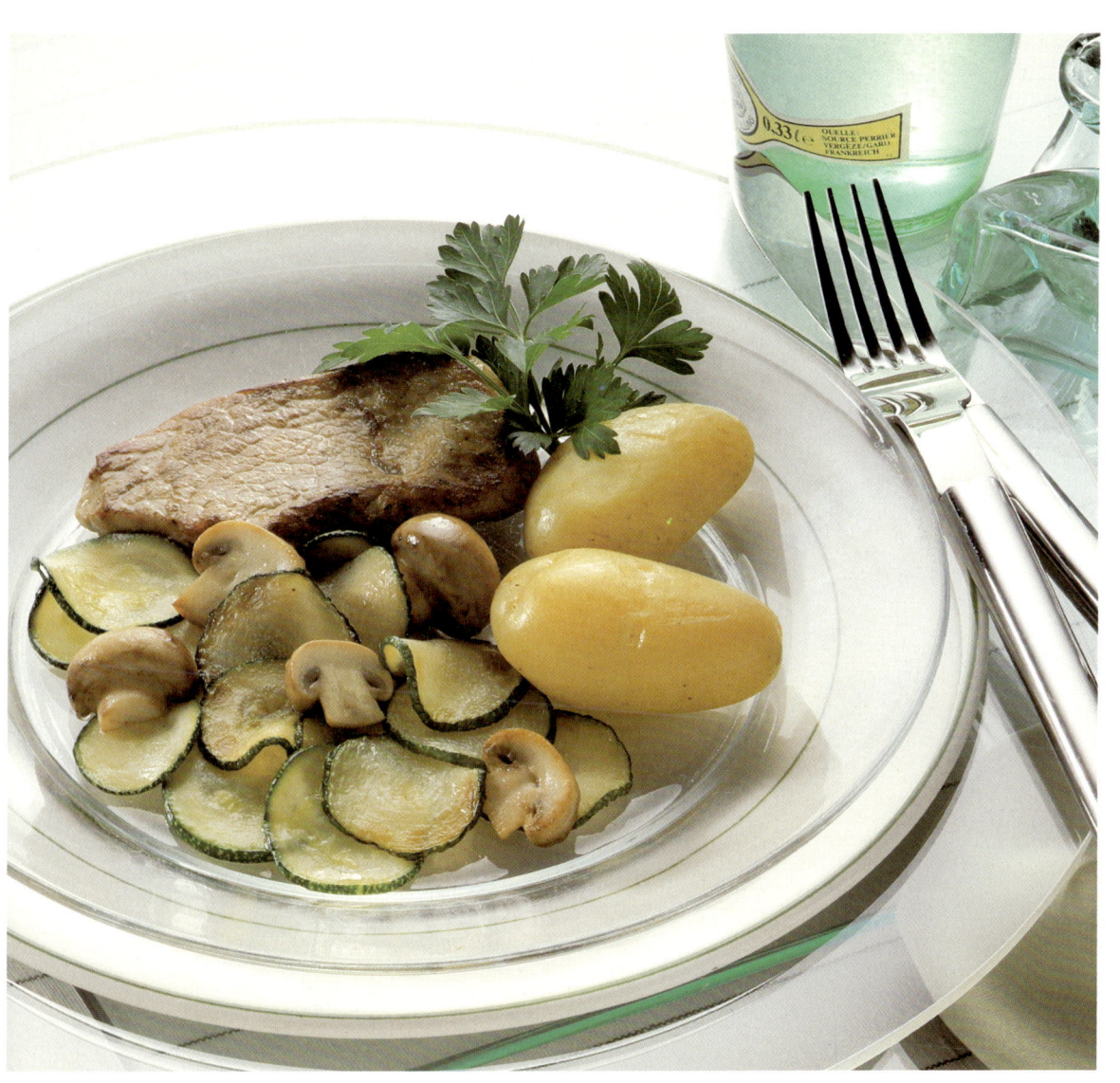

Die warme Mahlzeit
Zur Belohnung für die
erste durchgehaltene
Diätwoche gibt es was
Extrafeines:
Kalbsschnitzel mit
Champignon-Zucchini-
Gemüse

8.Tag

**Die warme Mahlzeit
In Öl gebratene Frika-
delle mit würzig
abgeschmecktem
Tomatenreis schmeckt
und sättigt gut**

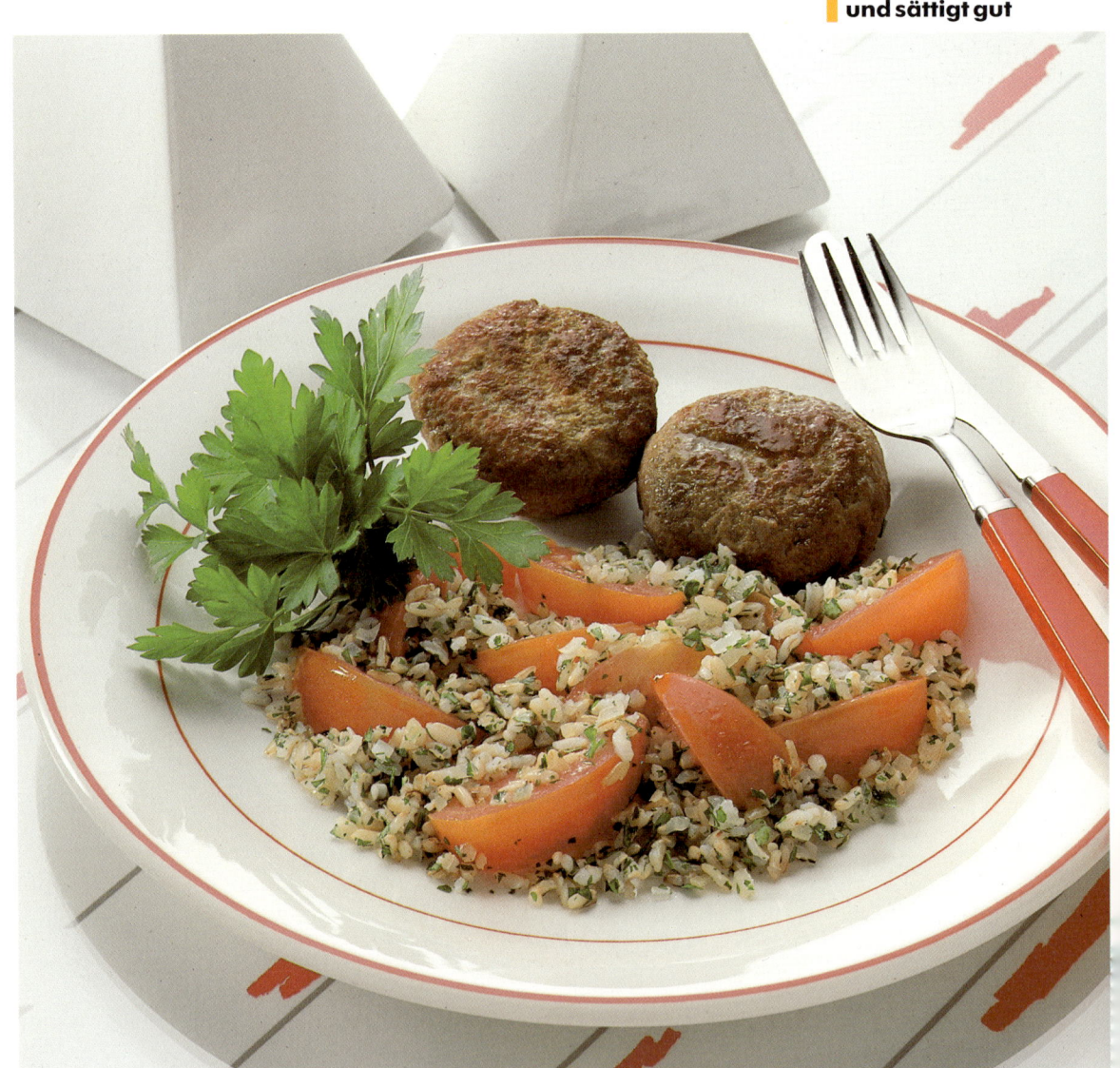

Warme Mahlzeit:
Frikadelle mit Tomatenreis

30 g Vollreis (Rohgewicht)
75 g Beefsteakhack
Salz, Gewürzpfeffer
1 TL Öl
250 g Tomaten
1 Zwiebel (50 g)
1 TL Halbfett
Kräutersalz, Paprikapulver
½ Bund Petersilie

Reis in Salzwasser 20–30 Minuten garen. Das Beefsteakhack würzen und zwei flache Frikadellen daraus formen. Im heißen Öl in einer beschichteten Pfanne von beiden Seiten braten. Tomaten waschen und achteln. Zwiebel abziehen und würfeln. Beides in heißem Fett andünsten. Würzen. Reis abgießen und mit dem Gemüse mischen. Mit gehackter Petersilie bestreuen.

2. Zwischenmahlzeit
2 Mandarinen (100 g)

Kalte Mahlzeit:
Reissalat

30 g Vollreis (Rohgewicht)
50 g Kochschinken
2 Möhren (100 g)
1 TL Joghurt-Salatcreme
2 EL Zitronensaft
etwas Mineralwasser
Salz, Pfeffer
flüssiger Süßstoff
½ Bund Petersilie

Reis in Salzwasser 20–30 Minuten garen. Schinken würfeln. Möhren schälen, waschen und grob raspeln. Restliche Zutaten verrühren. Mit den übrigen Salatzutaten vermengen. Mit Petersilie bestreuen.

Frühstück:
Frischkäsebrot mit Apfel

1 Scheibe Vollkornbrot (45 g)
1 TL Halbfett
1 EL körniger Frischkäse (40 g)
1 kleiner Apfel (125 g)

Brot mit Fett und Käse bestreichen. Apfel schälen, entkernen und in Spalte schneiden. Zum Brot essen.

1. Zwischenmahlzeit
2 Vollkornzwiebäcke

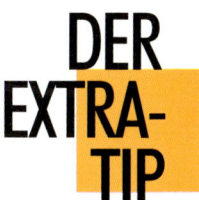

DER EXTRA-TIP

Anstelle von Vollkornreis ist bei der warmen und der kalten Mahlzeit auch die gleiche Menge Parboiled-Reis erlaubt. Übrigens: 30 Gramm roher Reis ergeben gekocht etwa 100 Gramm.

Wer mag, kann den Reissalat auch mit Gurkenwürfeln statt Möhren zubereiten. Dann die dreifache Menge (300 Gramm) nehmen.

9. Tag

Die warme Mahlzeit
Eine Chinapfanne mit
knackigem Gemüse
wie Möhren und
Staudensellerie, ab-
geschmeckt mit Soja-
soße und China-
gewürz

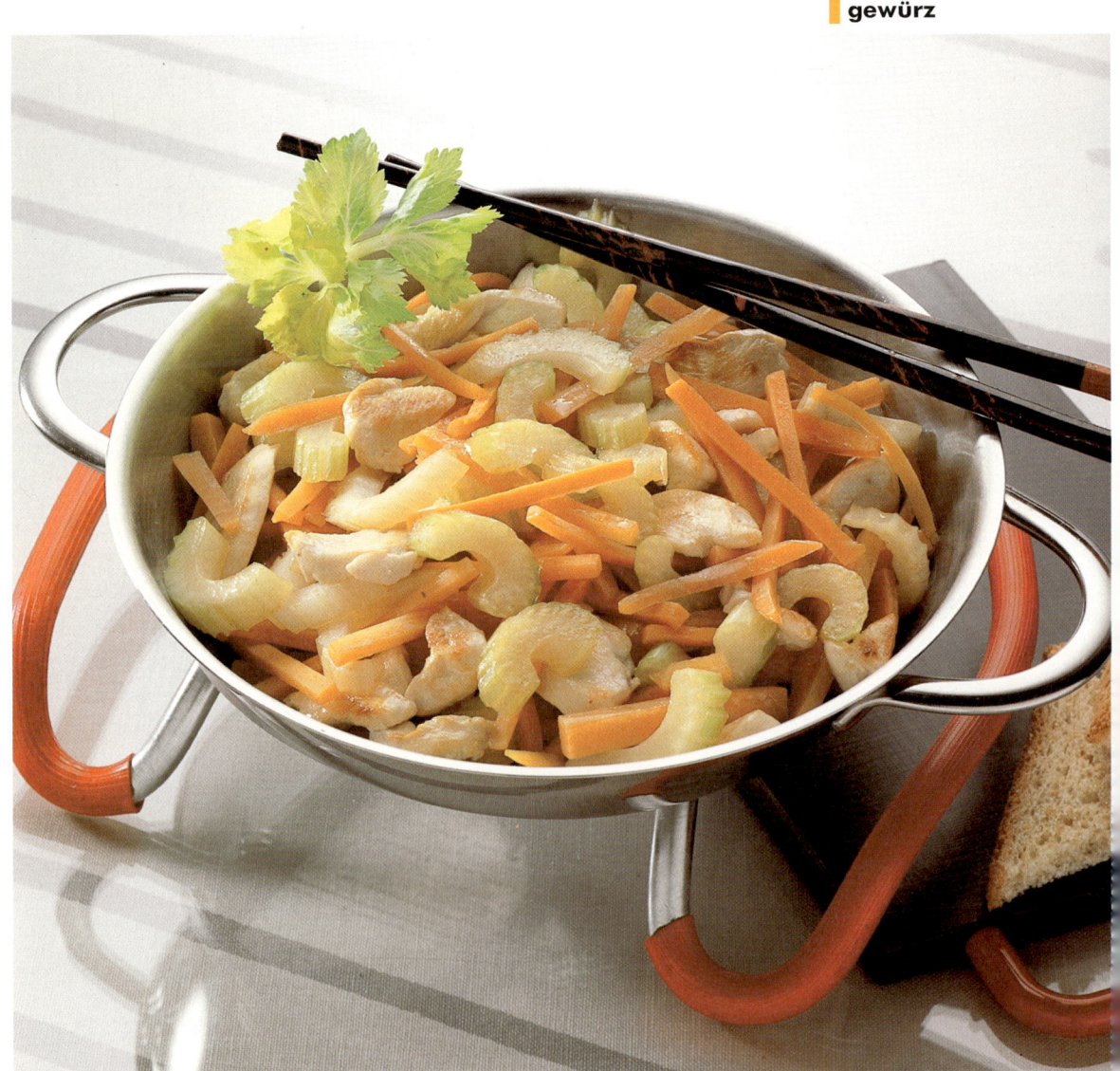

Warme Mahlzeit: China-Pfanne

100 g Hähnchenbrust
250 g Möhren
250 g Staudensellerie
1 EL Öl
⅛ l Fleischbrühe
3 EL Sojasoße
Chinagewürz
½ Scheibe Vollkorntoast

Hähnchenbrust in Würfel schneiden. Möhren und Staudensellerie putzen, waschen, Sellerie in Scheiben, Möhren in Stifte schneiden. Hähnchenbrust im heißen Fett in einer beschichteten Pfanne anbraten. Möhren und Staudensellerie zufügen, kurz mitdünsten. Brühe und Sojasoße angießen. Alles noch 3–5 Minuten garen. Würzen. Toastbrot dazu essen.

2. Zwischenmahlzeit
1 Orange (150 g)

Frühstück: Vollkornbrot mit Ei und Gurke

1 Scheibe Vollkornbrot (45 g)
1 EL Halbfett
1 Ei
½ Salatgurke (200 g)

Brot mit Halbfett bestreichen. Ei weich kochen. Gurke und Ei zum Brot essen.

1. Zwischenmahlzeit
1 Apfel (125 g)

Kalte Mahlzeit: Frischkäsebrot mit Zucchini

1 Scheibe Vollkornbrot (45 g)
31 g Frischkäse (60 % Fett)
200 g Zucchini

Brot mit Frischkäse bestreichen. Zucchini waschen, putzen, in Stifte schneiden und dazu essen.

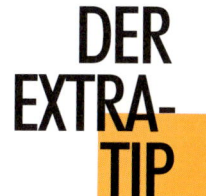

DER EXTRA-TIP

Statt der Gurke zum Frühstück ebenfalls erlaubt: 100 Gramm Tomaten (etwa zwei Stück).

Wenn's mal keinen Staudensellerie geben sollte, tut es die gleiche Menge Paprikaschote oder 125 Gramm Porree für die Chinapfanne.

Ganz nach Geschmack dürfen Sie bei der warmen Mahlzeit die Hähnchenbrust gegen Putenbrust austauschen.

10.Tag

Die warme Mahlzeit
Viel Eiweiß, wenig
Kalorien hat der Brat-
fisch mit Sesam-Kar-
toffeln und grünem
Salat in Zitronen-
marinade

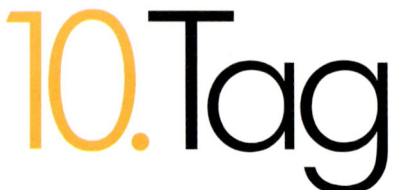

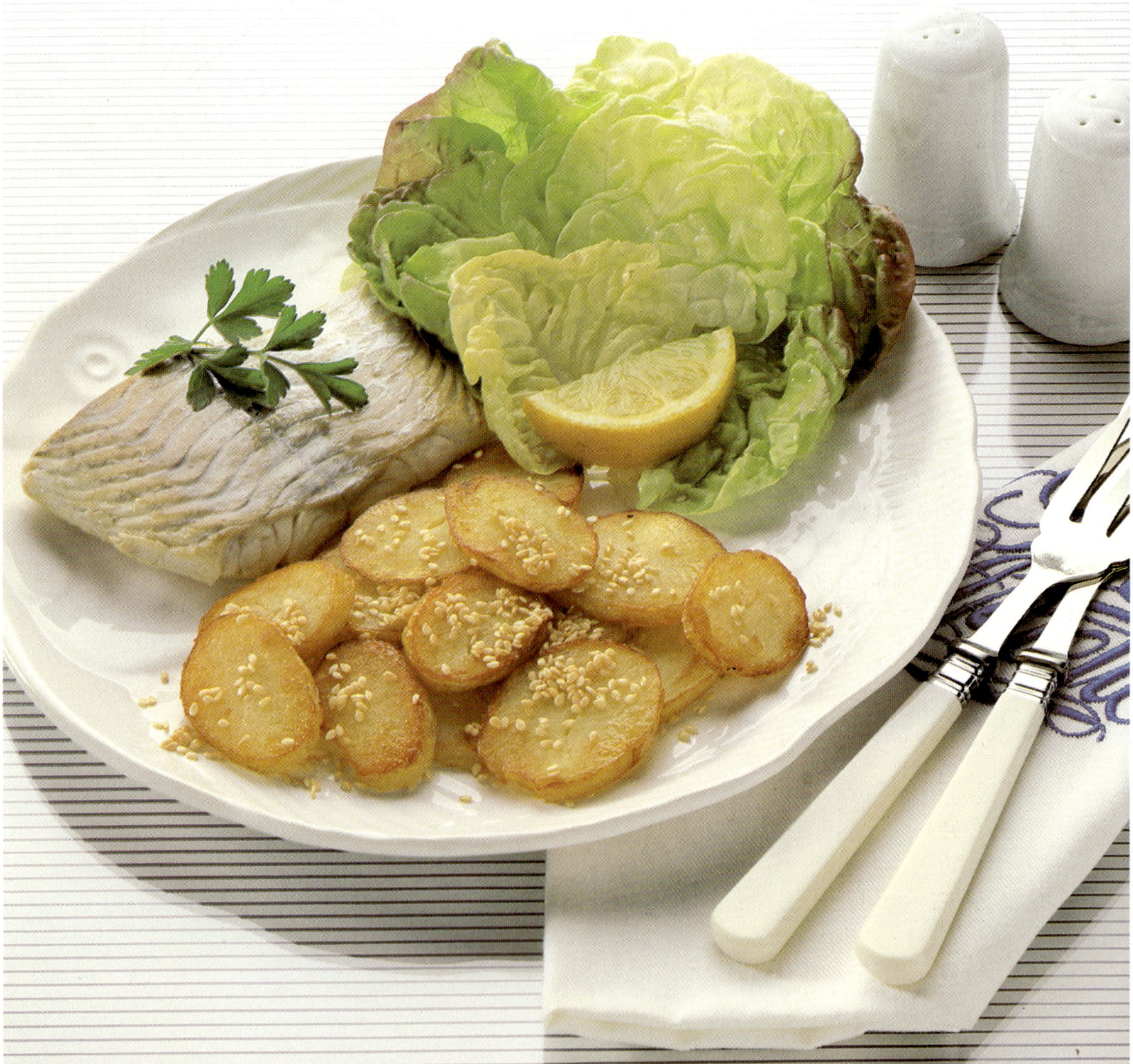

Frühstück:
Brot mit Rosinenquark

1 Scheibe Vollkornbrot (45 g)
1 TL Halbfett
1 EL Magerquark
1 EL saure Sahne
flüssiger Süßstoff, Zimt
1½ EL Rosinen

Brot mit Fett bestreichen. Quark mit saurer Sahne, Süßstoff und Zimt verrühren. Auf das Brot streichen. Rosinen darüberstreuen.

1. Zwischenmahlzeit
2 Scheiben Ananas (Dose)
1 TL Joghurt-Salatcreme

Warme Mahlzeit:
Bratfisch mit Sesam-Kartoffeln und Salat

½ Paket TK-Schollenfilet (125 g)
1 TL Zitronensaft
Salz, Pfeffer
200 g gekochte Pellkartoffeln
1 EL Öl
½ EL Sesamsamen
Edelsüß-Paprika

Für den Salat:
½ Kopf grüner Salat (150 g)
2 EL Zitronensaft
flüssiger Süßstoff
½ Bund Petersilie

Fisch säubern, säuern, würzen. Kartoffeln pellen und in Scheiben schneiden. Fisch von beiden Seiten in heißem Fett in einer beschichteten Pfanne braten. Herausnehmen und warm halten. Kartoffeln in die Pfanne geben, mit Sesam bestreuen, würzen und braten. Salat putzen, waschen, etwas zerpflücken. Aus Zitronensaft und Süßstoff eine Soße rühren. Über den Salat gießen. Mit gehackter Petersilie bestreuen.

2. Zwischenmahlzeit
2 große Tomaten (150 g)

Kalte Mahlzeit:
Kartoffel-Corned-Beef-Salat

200 g gekochte Pellkartoffeln
50 g Corned beef
1 grüne Paprikaschote (125 g)
2 EL Zitronensaft
etwas Mineralwasser
1 TL Öl
Salz, Pfeffer, flüssiger Süßstoff
½ Bund Petersilie

Kartoffeln pellen und in Scheiben schneiden. Corned beef würfeln. Paprikaschote putzen, waschen, ebenfalls würfeln. Alles in eine Schale geben. Aus Zitronensaft, Mineralwasser, Öl und Gewürzen eine Soße rühren. Über den Salat geben. Zum Schluß mit gehackter Petersilie bestreuen.

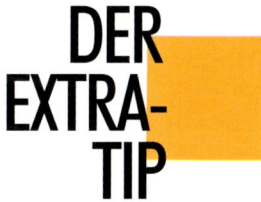

DER EXTRA-TIP

Wer den typischen Sesam-Geschmack nicht schätzt, läßt die Samen bei der warmen Mahlzeit weg und genehmigt sich lieber die doppelte Menge Salat.

Bei der kalten Mahlzeit können Sie die Paprikaschote durch 200 Gramm Tomaten und das Corned beef durch 60 Gramm Lachsschinken (ohne Fettrand) ersetzen.

11.Tag

Die warme Mahlzeit
Diesmal fleischlos –
mit Spiegelei, Cham-
pignon-Spinat und
gebratenen Kartoffel-
scheiben

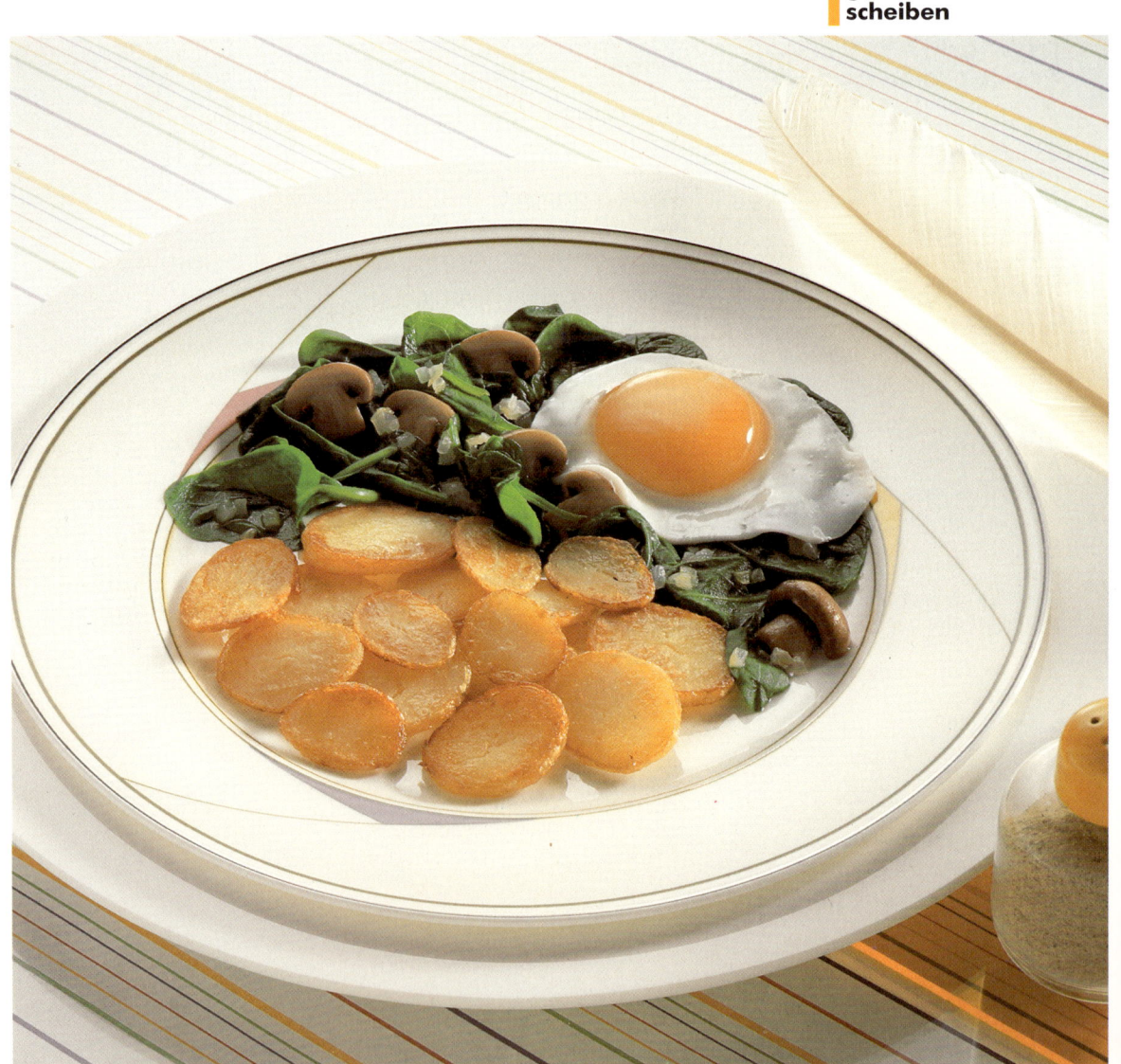

Frühstück:
Honig-Sesam-Knäcke und Joghurt

2 Scheiben Vollkornknäcke
1 EL Halbfett
2 TL Honig
1 TL Sesamsamen
1 Becher Magerjoghurt (150 g)
flüssiger Süßstoff

Knäcke mit Fett und Honig bestreichen. Mit Sesam bestreuen. Dazu: gesüßten Joghurt.

1. Zwischenmahlzeit

1 Orange (150 g)

Warme Mahlzeit:
Spiegelei mit Champignon-Spinat

125 g Kartoffeln
1 Paket tiefgefrorener Spinat (150 g)
1 Zwiebel (50 g)
125 g Champignons
1 TL Butter oder Margarine
Salz, Pfeffer, Muskat
1 TL Öl
1 Ei
Salz, Pfeffer, Paprikapulver

Kartoffeln in der Schale garen. Spinat etwas antauen lassen. Zwiebel abziehen und würfeln. Champignons waschen, putzen, in Scheiben schneiden. Zwiebel und Champignons in Fett andünsten. Spinat und 4 Eßlöffel Wasser zufügen. So lange garen, bis der Spinat aufgetaut ist. Würzen. Kartoffeln abgießen, pellen und in Scheiben schneiden. In der Pfanne in heißem Öl braun braten. Spiegelei mitbraten und würzen.

2. Zwischenmahlzeit

2 Zucchini (200 g)

Kalte Mahlzeit:
Käsebrot mit Sellerie

1 Scheibe Vollkornbrot (45 g)
1 Ecke Schmelzkäse (20 %)
250 g Staudensellerie
2 Tomaten (125 g)

Brot mit Käse bestreichen. Sellerie putzen, in Stücke teilen und waschen. Tomaten waschen. Sellerie und Tomaten zum Brot essen.

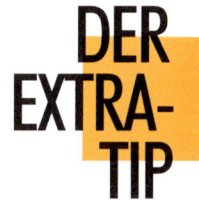

DER EXTRA-TIP

Gehören Sie zu den Leuten, die keinen Spinat essen? Dann streichen Sie ihn und verdoppeln die Champignonmenge.

Wer Schmelzkäse nicht mag, kann stattdessen für die kalte Mahlzeit auch 30 Gramm Goudakäse nehmen.

Alternative zum Staudensellerie bei der kalten Mahlzeit: eine Salatgurke (etwa 500 Gramm).

12. Tag

Die kalte Mahlzeit
Mindestens genauso
würzig wie aus dem
Imbiß: Hot Dog mit
Ketchup und Senf sowie
reichlich frischem
Gemüse

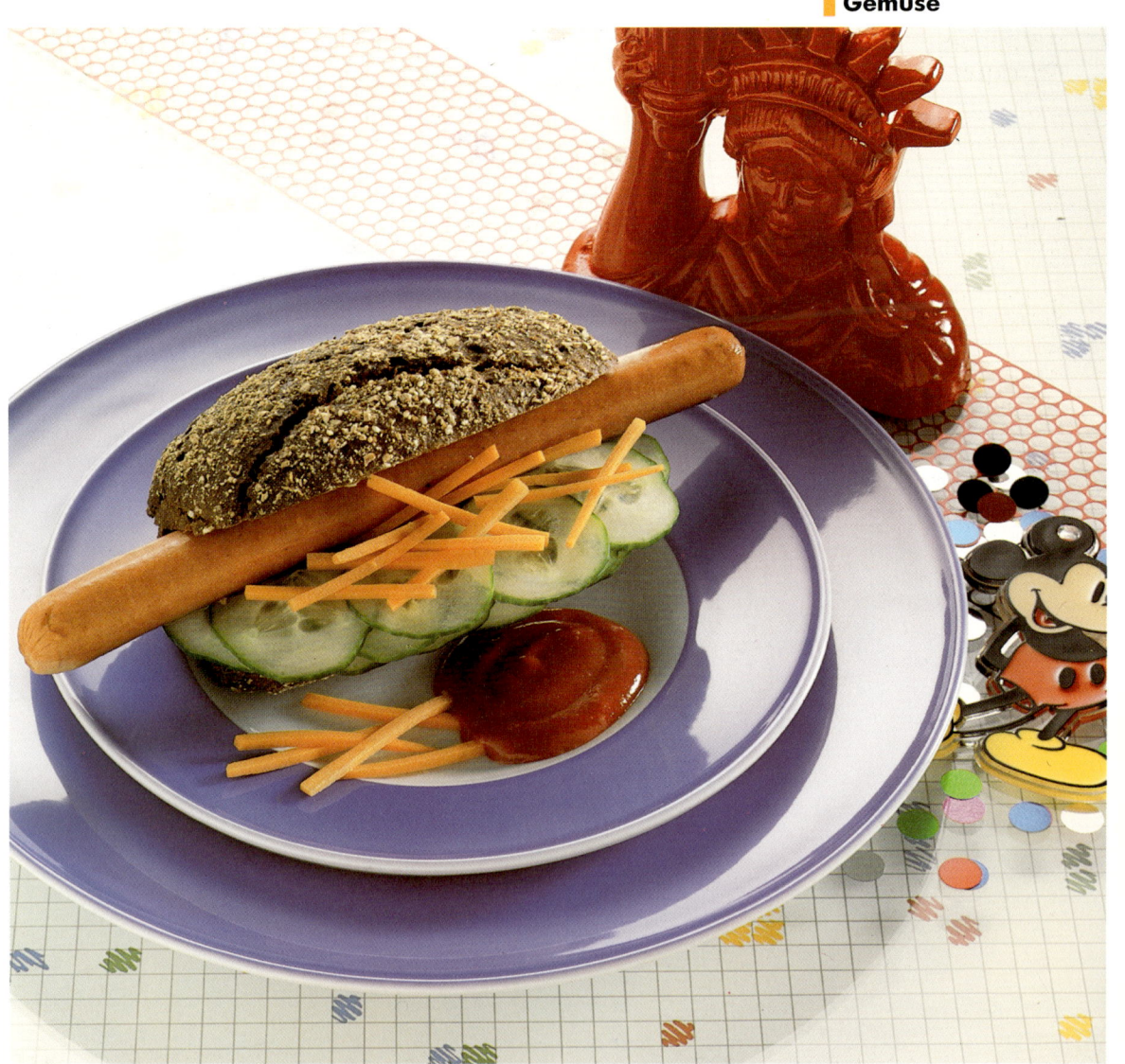

Frühstück:
Orangen-Sesam-Quark

100 g Magerquark
etwas Mineralwasser
flüssiger Süßstoff
1 Orange (150 g, mit Schale)
1 EL Sesam
1 Scheibe Vollkornknäcke

Quark mit Mineralwasser und Süßstoff verrühren. Orange schälen, teilen und würfeln. Sesam in einer Pfanne ohne Fett anrösten. In den Quark geben. Dazu das Knäckebrot essen.

1. Zwischenmahlzeit
2 Vollkornzwiebäcke

Warme Mahlzeit:
Tomaten-Reis-Eintopf

1 Zwiebel (50 g)
30 g Vollreis (Rohgewicht)
1 TL Butter oder Margarine
1 kleine Dose Tomaten
(300 g Einwaage)
¼ l Fleischbrühe
50 g Kochschinken

Zwiebel abziehen und würfeln. Mit dem Reis in heißem Fett glasig dünsten. Tomaten zufügen. Brühe angießen. Alles 20 bis 30 Minuten garen. Schinken würfeln, zufügen und heiß werden lassen.

2. Zwischenmahlzeit
1 Apfel (125 g)

Kalte Mahlzeit:
Hot Dog

1 Vollkorn-Brötchen (45 g)
1 TL Joghurt-Salatcreme
1 TL Tomatenketchup
1 TL Senf
1 Möhre (75 g)
½ Salatgurke (200 g)
1 kalorienreduziertes
Würstchen (50 g)

Brötchen durchschneiden. Beide Hälften mit Salatcreme, Tomatenketchup und Senf bestreichen. Möhre schälen, in feine Stifte schneiden. Gurke schälen, in Scheiben schneiden. Auf das Brötchen geben. Würstchen in Wasser erhitzen. Zwischen die zwei Brötchenhälften legen.

DER EXTRA-TIP

Wer mit Sesam nichts anfangen kann, verzichtet beim Frühstück darauf und ißt stattdessen einfach eine Scheibe Knäcke zusätzlich.

Mögen Sie keine Möhren, ersetzen Sie sie bei der kalten Mahlzeit durch die doppelte Menge Gurke, oder nehmen Sie zwei Teelöffel Salatcreme statt einem.

13. Tag

Die warme Mahlzeit
Richtig schön kräftig
im Geschmack:
Paprika-Fisch-Eintopf.
Wer's milder mag,
findet rechts Variations-
vorschläge

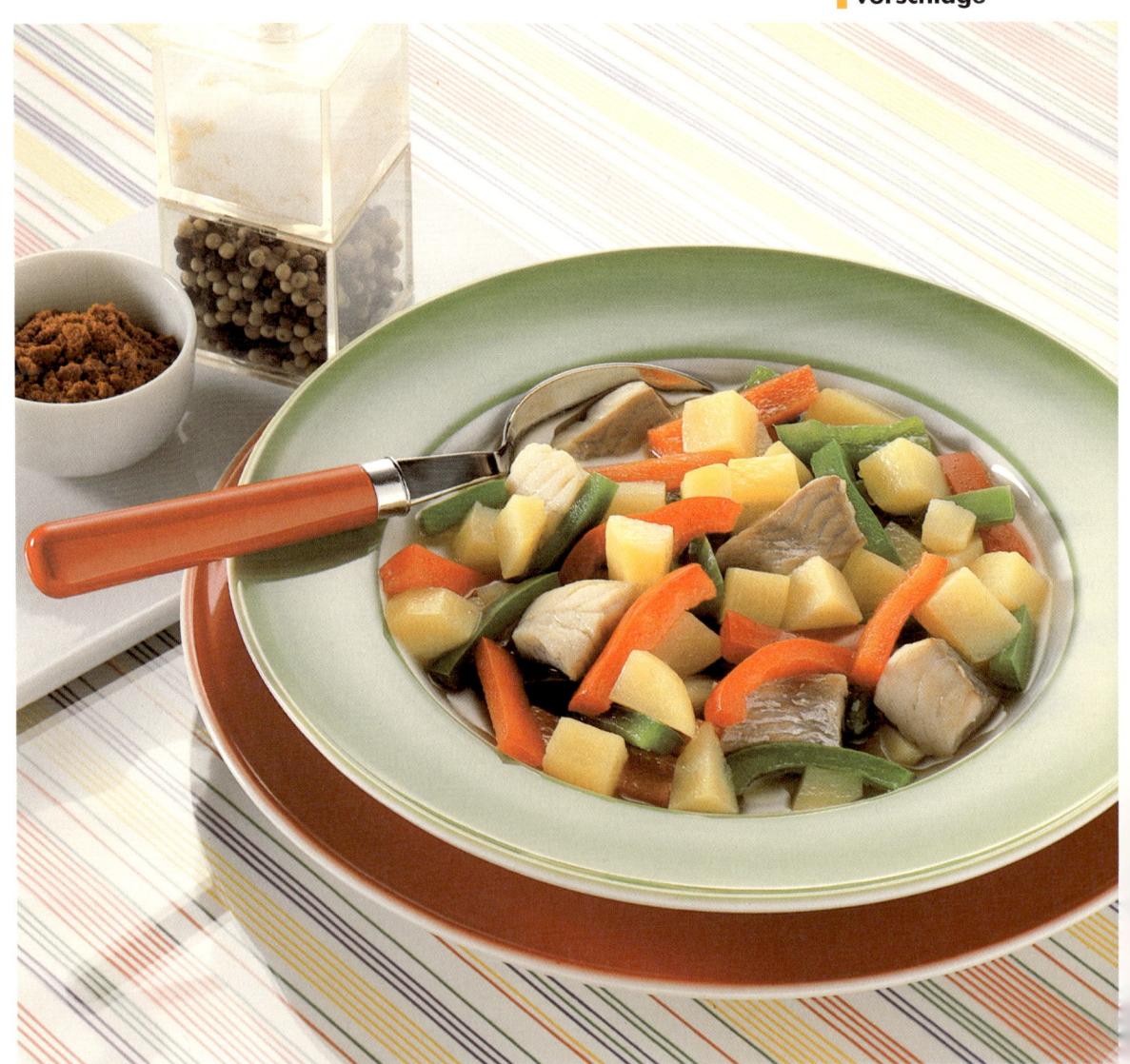

Warme Mahlzeit:
Paprika-Fisch-Eintopf

375 g Paprika (grün und rot)
125 g Kartoffeln
100 g Seelachs-Filet
1 TL Zitronensaft
Salz
1 TL Butter oder Margarine
⅜ l Fleischbrühe
Edelsüß-Paprika

Paprika putzen, waschen und würfeln. Kartoffeln schälen, ebenfalls würfeln. Fisch säubern, säuern, salzen. Paprika und Kartoffeln in Fett andünsten. Mit Fleischbrühe ablöschen, mit Paprika würzen. Alles 10 Minuten garen. Fisch würfeln, zufügen und noch 5 Minuten ziehen lassen.

2. Zwischenmahlzeit
½ Salatgurke (200 g)

Kalte Mahlzeit:
Chinakohl-Mandarinen-Salat

½ Chinakohl (250 g)
2 Möhren (125 g)
2 Mandarinen (80 g)
1 Becher Magerjoghurt (150 g)
1 EL Zitronensaft
flüssiger Süßstoff
1 Scheibe Vollkornbrot (45 g)
1 EL Halbfett

Chinakohl in Streifen schneiden und waschen. Möhren schälen, waschen und grob raspeln. Mandarinen schälen, in Spalte teilen. Soße aus Joghurt, Zitronensaft und Süßstoff rühren. Über die Salatzutaten geben. Brot mit Fett bestreichen und dazu essen.

Frühstück:
Schinkenbrot mit Gurke

1 Scheibe Vollkornbrot (45 g)
1 TL Halbfett
50 g Kochschinken
1 Gewürzgurke (100 g)

Brot mit Fett bestreichen, Schinken daraaoflegen. Gurke extra dazu essen.

1. Zwischenmahlzeit
1 Scheibe Vollkornknäcke mit
1 TL Joghurt-Salatcreme

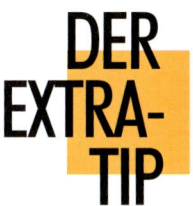

DER EXTRA-TIP

Wer Lust hat, kann den gekochten Schinken beim Frühstück durch die gleiche Menge kalorienreduzierte Salami austauschen.

Sie mögen den kräftigen Seelachs-Geschmack nicht? Wie wär's dann mit der gleichen Menge Schollenfilet?

Anstelle von Paprika können Sie die warme Mahlzeit mit 500 Gramm gewürfelten Tomaten zubereiten.

Bekommen Sie keinen Chinakohl, tut's auch die halbe Menge (125 Gramm) Eisbergsalat.

14. Tag

Die warme Mahlzeit
Feiern Sie den Ab-
schluß der Diät mit
einem edlen Essen:
Gebratenes Filet-
steak mit buntem
Paprika-Gemüse und
Vollkorntoast

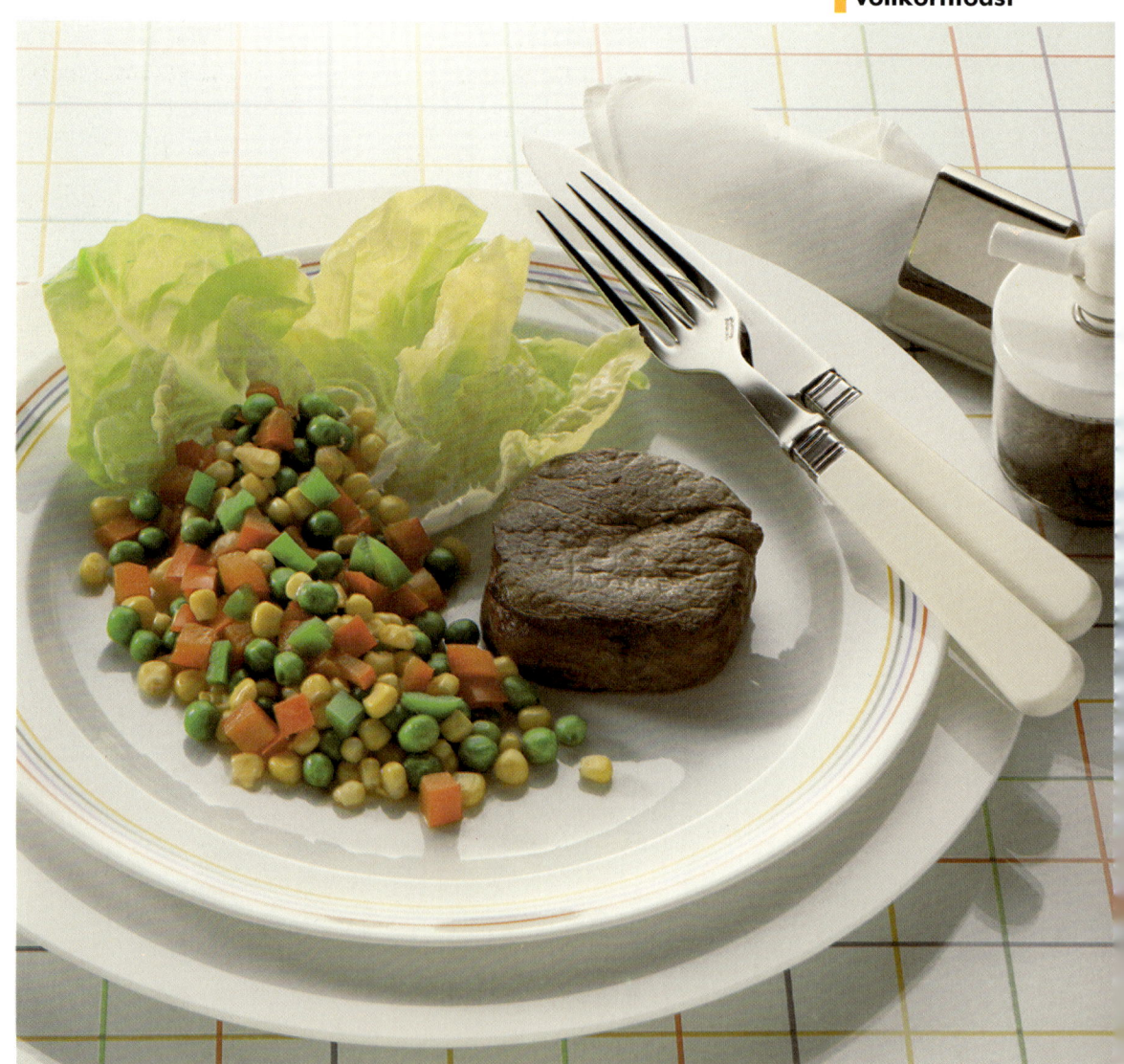

Frühstück:
Käse-Mandarinen-Brötchen

1 Vollkorn-Brötchen (45 g)
1 EL Halbfett
1 Scheibe Edamer Käse
(30 % Fett, 30 g)
1 Mandarine (40 g)

Brötchen halbieren und mit Fett bestreichen. Mit Käse belegen. Geschälte Mandarine dazu essen.

1. Zwischenmahlzeit

1 Salatgurke (400 g)

Warme Mahlzeit:
Filetsteak mit Paprika-Gemüse

je 1 rote und grüne Paprika-schote (à 125 g)
½ Tasse Fleischbrühe
1 TL Tomatenketchup
100 g tiefgefrorenes Balkangemüse
1 Filetsteak (100 g)
1 TL Öl
Salz, grober Pfeffer
einige Salatblätter
½ Scheibe Vollkorntoast

Paprikaschoten putzen, waschen und würfeln. Brühe und Ketchup aufkochen lassen. Paprika und Balkangemüse hineingeben. 5–10 Minuten garen. Filetsteak in einer beschichteten Pfanne im heißen Öl von beiden Seiten braten. Mit Salz und Pfeffer würzen. Gemüse und Fleisch auf Salatblättern anrichten. Brot toasten und dazu essen.

2. Zwischenmahlzeit

1 Apfel (125 g)

Kalte Mahlzeit:
Leberwurstbrot mit Gurke

60 g kalorienreduzierte Leberwurst
2 EL Orangensaft
½ Bund Dill
1 Scheibe Vollkornbrot (45 g)
1 Gewürzgurke (100 g)

Leberwurst mit Orangensaft und gehacktem Dill verrühren. Das Brot damit bestreichen. Gewürzgurke in Scheiben schneiden und dazu esssen.

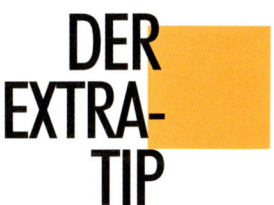

DER EXTRA-TIP

Außerhalb der Saison können Sie statt der Mandarine auch eine kleine Orange zum Frühstück essen.

Bei der warmen Mahlzeit können Sie die Paprikaschoten durch die dreifache Menge Balkangemüse ersetzen (300 Gramm).

Oder Sie kochen sich drei kleine Kartoffeln dazu (90 Gramm) und lassen den Toast weg.

Statt der Leberwurst dürfen Sie auch 50 Gramm kalorienreduzierte Teewurst auf's Brot streichen.

Die Zwei-Wochen-Diät

Einkaufsliste

1.Woche

2.Woche

Das sollten Sie im Hause haben:

Vollkornbrot
Vollkorntoast
Vollkornknäcke
Vollkornzwieback
Kartoffeln
Vollreis
Vollgrieß
kernige Haferflocken
Halbfettbutter oder
Margarine
Butter oder
Margarine, Öl
Eier
Zwiebeln
Fleischbrühe (Würfel
oder Instant)
Mineralwasser
Zitronen- und
Orangensaft
Joghurt-Salatcreme
Tomatenketchup
Senf
Sojasoße
Parmesankäse
Rosinen, Sesam
1 kleine Dose
Tomaten
(300 g Einwaage)
Honig
flüssiger Süßstoff

An Gewürzen:

Salz
Kräutersalz
schwarzer Pfeffer
Gewürzpfeffer
Paprika
Chinagewürz
Muskat, Zimt
Ingwerpulver

Tage 1 bis 4

2 Tomaten (100 g)
1 Netz- oder Ogen-
melone (500 g)
1 Grapefruit
2 Mandarinen
(à 40 g)
1 Banane (100 g)
2 Äpfel (à 100 g)
2 Möhren (150 g)
150 g Champignons
1 Bund Petersilie
1 Kopf Radicchio
(200 g)
2 Orangen (à 150 g)
1 Birne (100 g)
250 g Staudensellerie
50 g Feldsalat
250 g Rosenkohl
1 Fenchelknolle
(250 g)
1 Bund Dill
1 Rettich (500 g)
1 Dose Schwarz-
wurzeln
(250 g Einwaage)
100 g Kalbsschnitzel
50 g Lachsschinken
1 Hähnchenkeule
(100 g)
1 Forelle (200 g)
1 Paket TK-Schollen-
filet (250 g)
1 Paket TK-Himbee-
ren (300 g)
50 g Krabbenfleisch
2 Becher Mager-
joghurt (à 150 g)
1 Becher Mager-
quark (200 g)

Tage 5 bis 7

2 Bund Radieschen
6 Tomaten (400 g)
1 Bund Kerbel
1 Kohlrabi (250 g)
1 Birne (125 g)
1 rote Paprikaschote
(150 g)
2 grüne Paprika-
schoten (à 150 g)
1 Orange (150 g)
1 Salatgurke (400 g)
30 g Feldsalat
1 Kästchen Kresse
200 g Zucchini
100 g Champignons
1 Paket TK-Salat-
kräuter
1 Paket TK-Suppen-
gemüse (300 g)
1 Ecke Schmelzkäse
(20 %, 62,5 g)
30 g Roquefortkäse
1 kleine Dose Ananas
30 g Tilsiter (30 %)
30 g Lachsschinken
100 g Kalbsschnitzel
30 g kalorienredu-
zierte Leberwurst
2 Dosen Mais
(à 150 g)

Tage 8 bis 10

2 Äpfel (à 125 g)
400 g Tomaten
2 Bund Petersilie
2 Mandarinen (100 g)
350 g Möhren
250 g Staudensellerie
1 Orange (150 g)
200 g Zucchini
1 Kopf grüner Salat
1 grüne Paprika-
schote (125 g)
75 g Beefsteakhack
50 g Kochschinken
50 g Corned beef
100 g Hähnchenbrust
1 kleines Paket
Doppelrahmfrisch-
käse (31 g)
1 Paket körniger
Frischkäse (125 g)

Tage 11 bis 14

2 Orangen (à 150 g)
125 g Champignons
200 g Zucchini
2 Tomaten (125 g)
2 Äpfel (à 125 g)
3 Möhren (200 g)
2 Salatgurken
(à 400 g)
650 g Paprikaschoten
(rot oder grün)
1 Chinakohl (500 g)
250 g Staudensellerie
3 Mandarinen
(à 40 g)
1 Bund Dill
1 Paket TK-Spinat
(150 g)
1 kleine Dose
Tomaten (300 g)
1 Paket TK-Balkan-
gemüse (300 g)
2 Becher Mager-
joghurt (à 150 g)
1 Paket Magerquark
(200 g)
1 Ecke Schmelzkäse
(20 %, 62,5 g)
30 g Edamer (30 %)
60 g kalorienredu-
zierte Leberwurst
100 g Kochschinken
1 kalorienreduziertes
Würstchen (50 g)
1 Filetsteak (100 g)
100 g Seelachs-Filet
(am 13. Tag frisch
einkaufen)

So bleibt die Haut schön und straff

Gerade bei einer längeren Diät kann die Haut Schaden nehmen. Denn sie sitzt eng um die Fettpölsterchen. Und wenn die schmelzen, kommt vor allem nicht mehr ganz junge Haut mit dem ›schrumpfen‹ nicht nach. Das Ergebnis kann schlaffe Haut sein. Deshalb sollten Sie vorbeugen und Ihre Haut beim Abnehmen unterstützen.

● Machen Sie, wenn irgend möglich, jeden Morgen oder Abend Gymnastik. Einige einfache, aber wirkungsvolle Übungen für die typisch weiblichen Problemzonen wie Bauch, Hüften und Po finden Sie auf Seite 155.

● Besorgen Sie sich in der Drogerie oder Parfümerie einen Massagehandschuh oder eine Massagebürste, und rubbeln Sie sich damit täglich von Kopf bis Fuß ab. Das bringt den Kreislauf in Schwung und strafft die Haut. Und viel Zeit brauchen Sie dafür auch nicht, wenn Sie sich beim morgendlichen Duschen unter der Brause massieren. Unterstützt wird die Massage durch heiß-kalte Wechselduschen.

● Nach Massage und Dusche: Mit einem nicht zu weichen Handtuch gut trockenrubbeln. Jetzt sind die Poren besonders aufnahmefähig – deshalb sollten Sie sich mit einer Körperlotion eincremen. Sie gibt der Haut die nötige Feuchtigkeit, die sie braucht, um straff und schön zu sein. Wer eine empfindliche, leicht gereizte Haut hat, nimmt am besten eine unparfümierte Lotion (gibt's von vielen Herstellern).

● Gegen ein heißes Bad ist nichts einzuwenden – vorausgesetzt, Sie duschen sich zum Schluß kalt ab und cremen sich hinterher gut ein.

● Wichtig beim Eincremen: Besonders empfindlich, weil sehr dünn, ist die Haut von Dekolleté und Busen. Dort und am Hals sollten Sie die Creme also ganz sanft einmassieren und dabei auf keinen Fall ziehen und zerren.

● Viel trinken – das ist nicht nur für den Abnahmeerfolg sehr wichtig. Um straff zu bleiben, braucht die Haut auch von innen viel Feuchtigkeit. Mineralwasser tut ihr am wohlsten. Nochmal zur Erinnerung: Zweieinhalb bis drei Liter sollten es pro Tag sein. Wenn Sie mehr schaffen – um so besser!

Abnehmen auf leichte Art

Bis zu drei Kilogramm verlieren – das geht mit dieser Diät auf besonders leichte Art. Der Grund: Es gibt nur 800 Kalorien täglich. Satt werden Sie trotzdem: Alle drei Mahlzeiten pro Tag haben reichlich sättigende Ballaststoffe

Das Frühstück hat 150 Kalorien, die warme Mahlzeit enthält 350 Kalorien, und die kalte Mahlzeit bringt es auf 300 Kalorien. Viel frisches Gemüse versorgt Sie mit Vitaminen, ansonsten kommen Fleisch, Ei und Fisch auf den Tisch. Diese Diät sollten Sie höchstens einmal wiederholen – denn trotz ihrer Ausgewogenheit liefert sie bei längerer Dauer nicht genügend Nährstoffe. Auch hier gilt: Berufstätige können warme und kalte Mahlzeit gegeneinander austauschen. Für Zutaten, die nicht immer und überall zu haben sind, finden Sie selbstverständlich Ersatzvorschläge.

Bei dieser Diät gibt es jeden Tag ein anderes Frühstück. Wer will, kann aber auch bei nur einem bleiben. Damit die Kilos schneller schmelzen, sind keine Zwischenmahlzeiten vorgesehen. Sollte Sie doch mal Hunger plagen, dürfen Sie den Magen mit 100 Gramm Gurke, Paprikaschote oder Tomaten beruhigen – das sind maximal 30 Kalorien.

So üppig geht's zum Beispiel am 8. Tag zu: Als warme Mahlzeit gibt es eine Puten-Reis-Pfanne, abends steht Vollkornbrot mit Frischkäse und Gemüse auf dem Plan

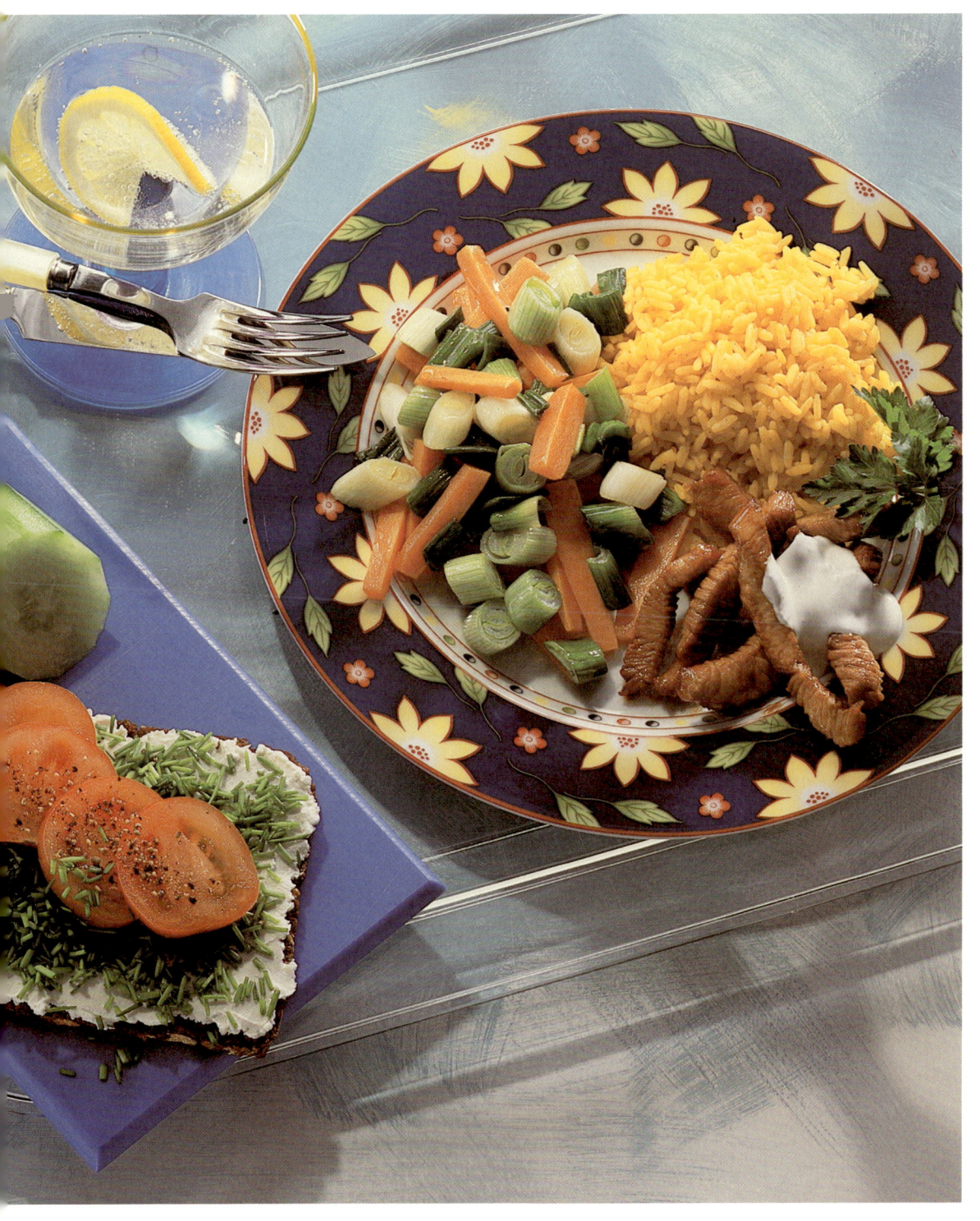

8 Frühstücke zum

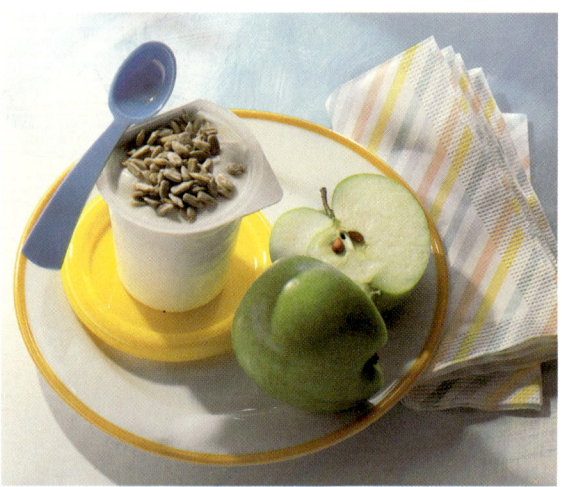

Joghurt mit Apfel

Einen Becher Magerjoghurt (150 Gramm) mit flüssigem Süßstoff süßen. Einen Teelöffel Sonnenblumenkerne (Reformhaus) oder Mandelblättchen darüberstreuen. Dazu gibt's einen Apfel (150 Gramm) oder eine Birne.

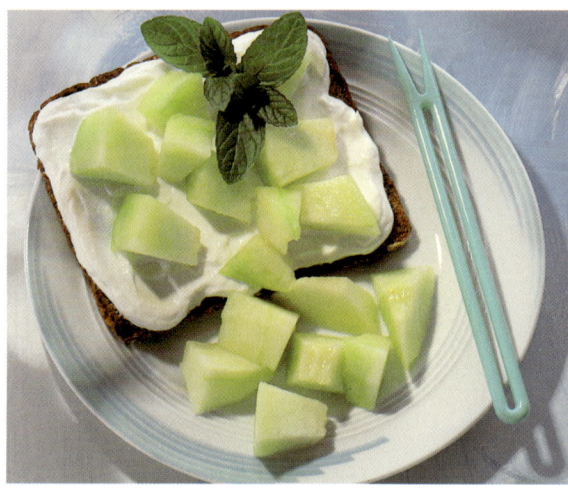

Melonen-Quark-Brot

Eine Scheibe Vollkornbrot (45 Gramm) mit zwei Eßlöffel Magerquark bestreichen. Eine halbe Honigmelone (200 Gramm) würfeln und auf das Brot geben oder dazu essen.

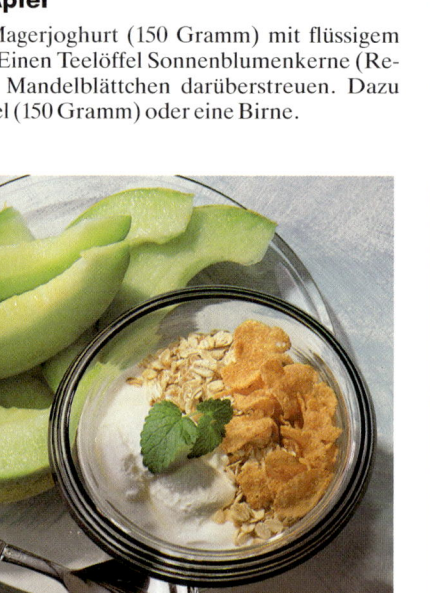

Müsli mit Melone

Zwei Eßlöffel Haferflocken, einen Eßlöffel Cornflakes und einen Becher Magerjoghurt (150 Gramm) mischen, mit Süßstoff süßen. Dazu: eine halbe Honigmelone (200 Gramm). Statt Melone erlaubt: ein Apfel.

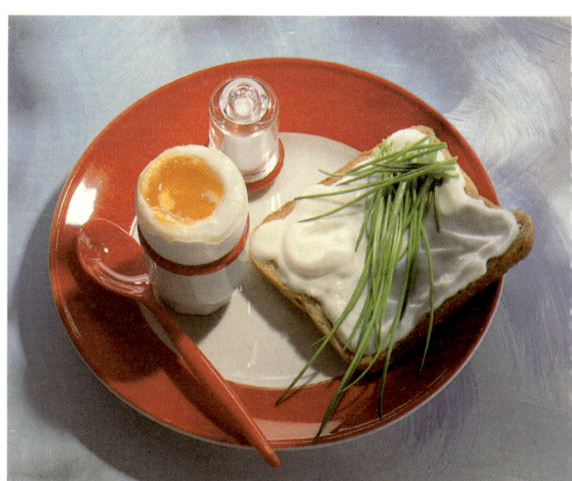

Toast mit Ei

Eine Scheibe Vollkorntoast (30 Gramm) toasten, mit einem Teelöffel Joghurt-Salatcreme bestreichen. Mit einem Bund Schnittlauch – in Röllchen geschnitten – würzen, ein weiches oder hartes Ei dazu essen.

Aussuchen

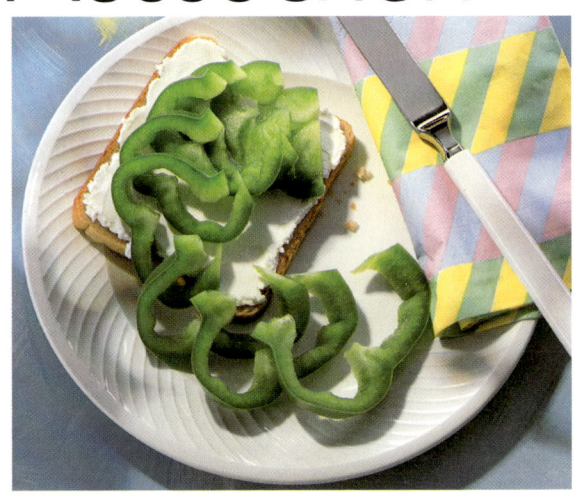

Käsebrot mit Paprika

Eine Scheibe Vollkorntoast (30 Gramm) mit 30 Gramm Doppelrahmfrischkäse bestreichen. Eine grüne Paprikaschote (125 Gramm) putzen, waschen und dazu essen.

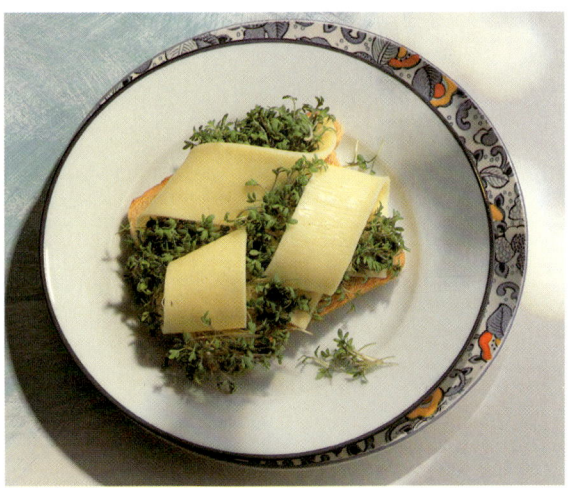

Käse-Kresse-Toast

Eine Scheibe Vollkorntoast (30 Gramm) mit einem Teelöffel Halbfett bestreichen. Mit einer Scheibe Edamer (30 Gramm, 30 Prozent Fett) und einem halben Kästchen Kresse belegen. Statt Edamer auch möglich: Gouda.

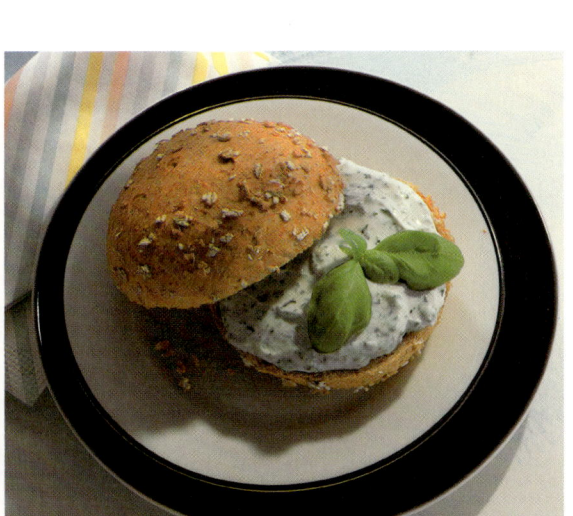

Quark-Brötchen

Ein Vollkornbrötchen (45 Gramm) mit einem Teelöffel Halbfett bestreichen. Zwei Eßlöffel Magerquark (80 Gramm) darauf geben. Mit Kräutersalz und einem Eßlöffel gemischten, tiefgefrorenen Kräutern würzen.

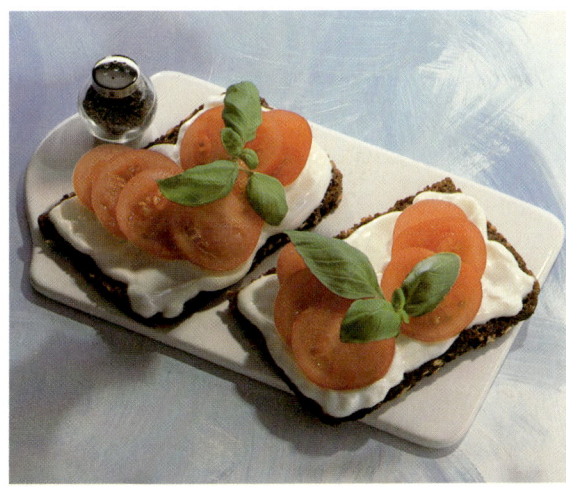

Tomaten-Brot

Eine Scheibe Vollkornbrot (45 Gramm) mit einem Eßlöffel Joghurt-Salatcreme bestreichen. Zwei Tomaten (100 Gramm) oder 200 Gramm Gurke in Scheiben daraufgeben. Salzen und mit Basilikum oder Schnittlauch anrichten.

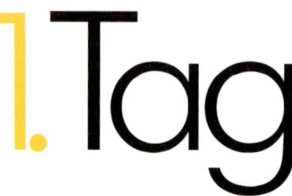

1.Tag

Der heutige 1. Diättag könnte zum Beispiel so aussehen: Morgens gibt es eines der acht Frühstücke zur freien Auswahl, die auf den Vorseiten vorgeschlagen werden – wie wär's etwa mit dem leckeren Melonenmüsli? Mittags lassen Sie sich die Spargelsuppe schmekken, und abends kommt das Corned-Beef-Brot zu Ehren. Zusammen sind das nicht mehr als 800 Kalorien.

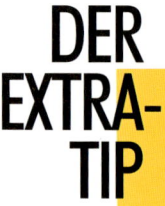

DER EXTRA-TIP

Außerhalb der Spargelsaison ersetzen Sie die frischen Stangen durch Dosenspargel in gleicher Menge. Die Garzeit der warmen Mahlzeit verringert sich dann auf fünf Minuten.

Wer keine Paprikaschoten mag, ersetzt sie bei der kalten Mahlzeit durch 300 Gramm Tomaten.

Warme Mahlzeit: Spargelsuppe

500 g Spargel (weißer, grüner oder gemischt)
75 g Beefsteakhack
1 EL Paniermehl (20 g)
Salz, Pfeffer
½ l Gemüsebrühe (Reformhaus)
1 TL Crème fraîche
1 Bund Petersilie

Spargel schälen, in Stücke schneiden, waschen. Beefsteakhack mit Paniermehl und Gewürzen vermengen. Klößchen formen. Spargel in Brühe 15 Minuten garen. Fleischklößchen 5 Minuten mitgaren. Crème fraîche einrühren. Mit Petersilie bestreuen.

Kalte Mahlzeit: Corned-Beef-Brot mit Paprika

1 Scheibe Vollkornbrot (45 g)
1 TL Joghurt-Salatcreme
2 Salatblätter
1 Scheibe Corned beef (30 g)
je 1 grüne und rote Paprikaschote (à 100 g)

Brot mit Salatcreme bestreichen, mit Salat und Corned beef belegen. Paprikastreifen dazu essen.

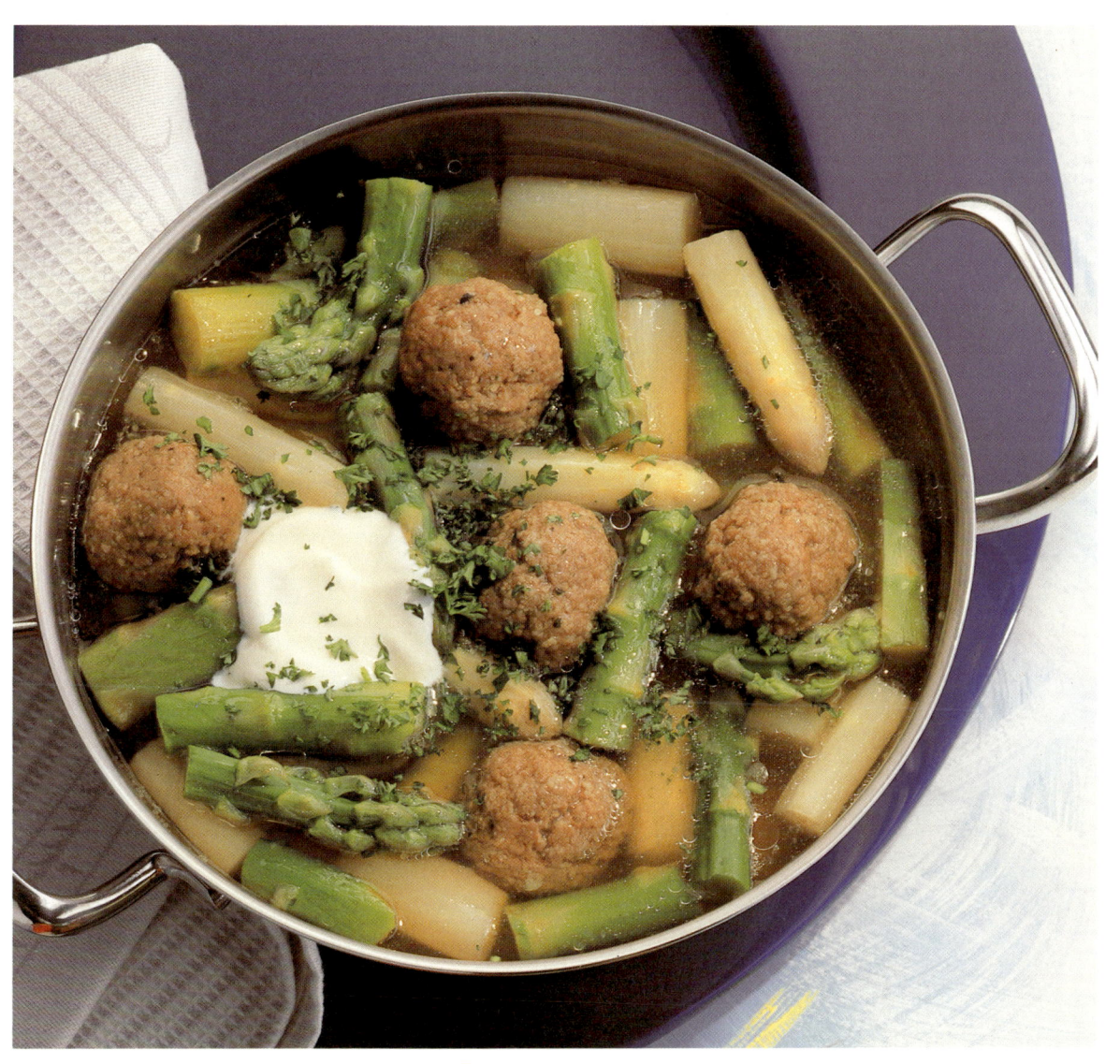

Die warme Mahlzeit
Spargelsuppe mit
grünen und weißen
Stangen und würzi-
gen Hackklößchen,
die in der Brühe gar-
ziehen. Verfeinert
wird mit einem Klacks
Crème fraîche

2.Tag

Warme Mahlzeit:
Nudeln mit Spiegelei

30 g Spaghetti (Rohgewicht)
150 g Spinat
2 Tomaten (100 g)
1 Knoblauchzehe
1 TL Öl
Salz, Pfeffer
1 Ei
1 TL Öl

Spaghetti in Salzwasser 10–12 Minuten garen. Spinat verlesen, waschen. Tomaten waschen, achteln. Knoblauch abziehen und in Scheiben schneiden. Knoblauch und Spinat im Fett andünsten. Tomaten zufügen, noch 3 Minuten dünsten, würzen. Nudeln abgießen, mit dem Spinat anrichten. Ei braten, dazu essen.

DER EXTRA-TIP

Wer die Kombination Ei und Nudeln nicht mag, kann statt der Spaghetti auch vier kleine Pellkartoffeln (120 Gramm) für die warme Mahlzeit kochen.

Ganz Eilige nehmen für die warme Mahlzeit ein halbes Paket (150 Gramm) tiefgefrorenen Blattspinat – das erspart das etwas aufwendige Putzen und Waschen.

Kalte Mahlzeit:
Putenbrust-Brot

½ Salatkopf (125 g)
2 Möhren (100 g)
300 g Salatgurke
2 EL Fertigsalatsoße ohne Öl
1 Scheibe Vollkornbrot (45 g)
50 g Putenbrust

Salat in Streifen schneiden, waschen. Möhren putzen, waschen, raspeln. Gurke schälen, die Hälfte in Streifen schneiden. Alles mit der Fertigsalatsoße mischen und zum Brot mit Putenbrust sowie restlicher Gurke essen.

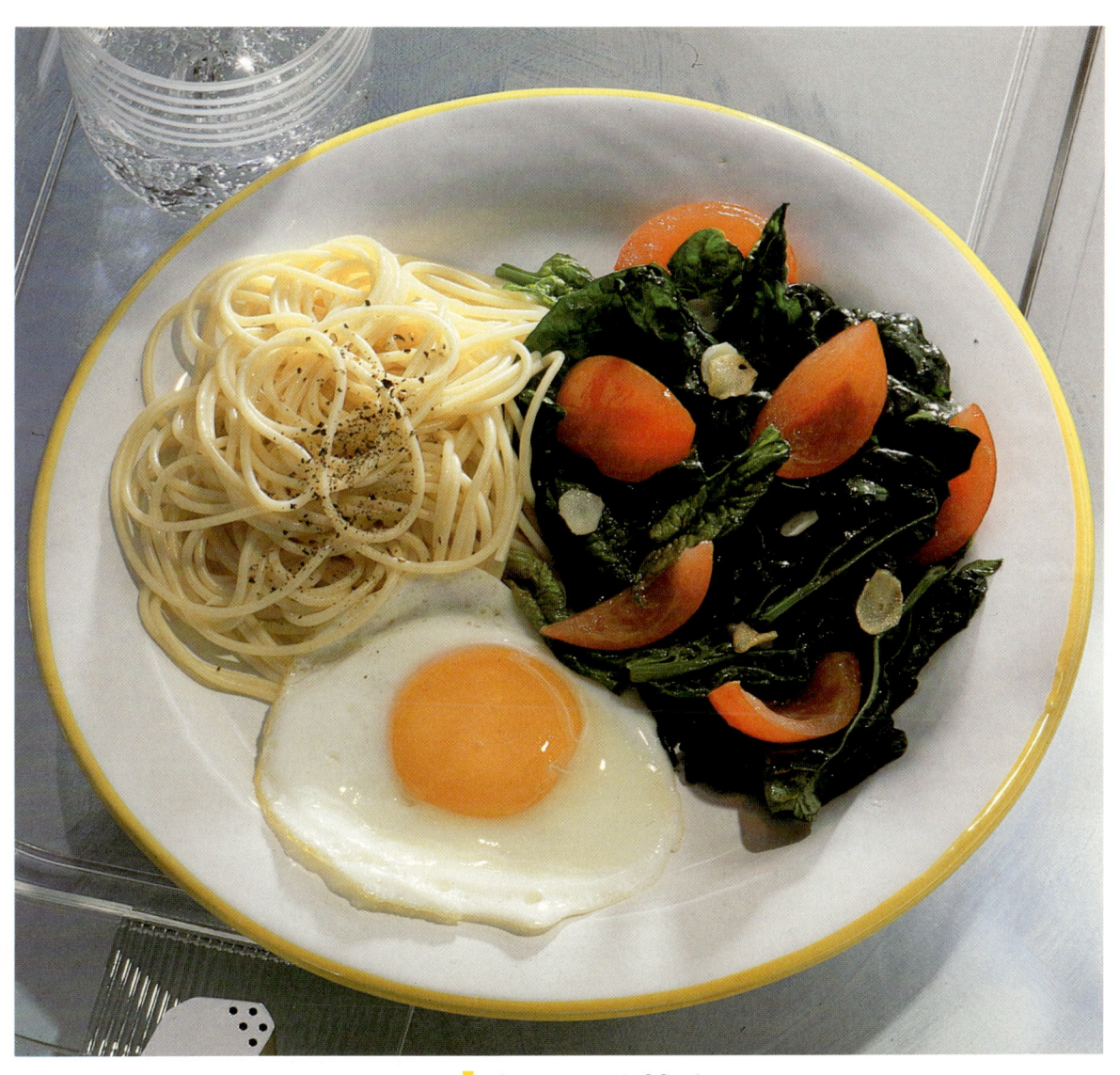

Die warme Mahlzeit
Ganz schnell fertig
sind die Spaghetti mit
Spiegelei und Spinat-
Tomaten-Gemüse.
Gewürzt wird mit
frischem Knoblauch

3. Tag

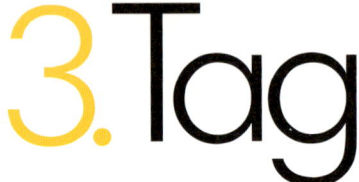

Warme Mahlzeit:
Käse-Kräuter-Gemüse

1 Kohlrabiknolle (300 g)
300 g Broccoli
1 TL Butter oder Margarine
½ Tasse Fleischbrühe
(Würfel oder Instant)
30 g Emmentaler Käse (30 %)
1 TL Sesamsamen

Kohlrabi schälen, in Streifen schneiden. Broccoli putzen, in Röschen zerteilen und waschen. Kohlrabi in Fett andünsten. Brühe und Broccoli zufügen und 15 Minuten garen. Alles mit geriebenem Käse und den Sesamsamen bestreuen.

Kalte Mahlzeit:
Reis-Radieschen-Salat

30 g Reis (Rohgewicht)
1 Bund Lauchzwiebeln (125 g)
1 Bund Radieschen (80 g)
2–3 EL Zitronensaft
Salz, Pfeffer
1 hartgekochtes Ei
1 Bund Schnittlauch

Reis in Salzwasser 20 Minuten garen. Lauchzwiebeln putzen, in Ringe schneiden, waschen. Radieschen waschen, in Streifen schneiden, mischen. Zitronensaft, 2 Eßlöffel Wasser und Gewürze verrühren und darübergeben. Ei pellen, vierteln, daraufgeben. Mit Schnittlauchröllchen bestreuen.

DER EXTRA-TIP

Mögen Sie keinen Broccoli, ersetzen Sie ihn durch Blumenkohl.

Finden Sie keine Radieschen? Bei der kalten Mahlzeit tut's auch Rettich (etwa 100 Gramm).

Wer keinen Sesam mag, läßt ihn bei der warmen Mahlzeit einfach weg.

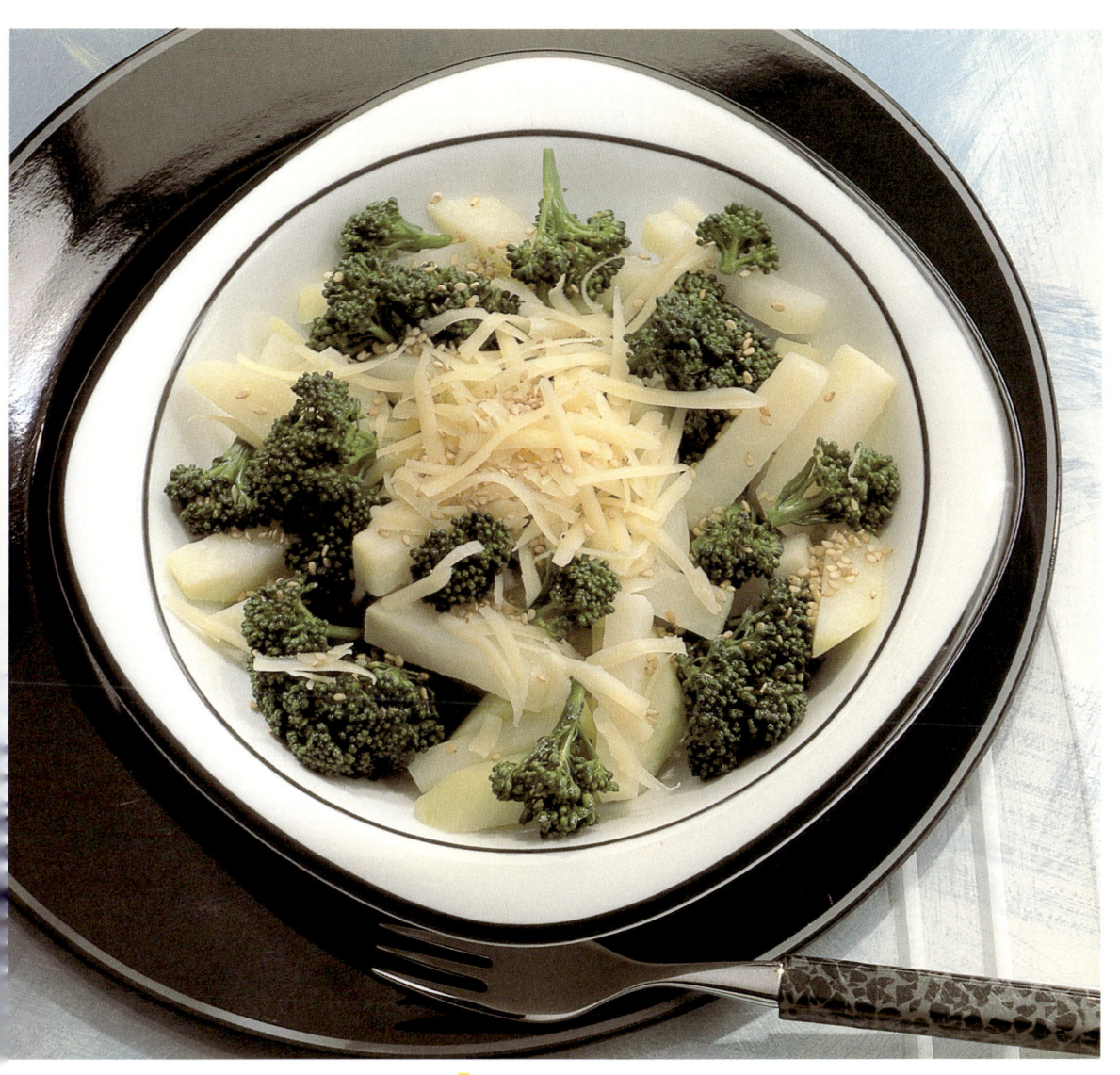

Die warme Mahlzeit
Das schmeckt wie
beim Italiener um die
Ecke: Käse-Kräuter-
Gemüse mit Broccoli,
Kohlrabi und gerie-
benem Käse

4. Tag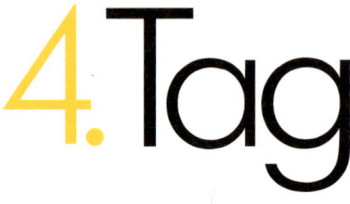

Warme Mahlzeit:
Fischfilet
mit Kräuterkartoffeln

150 g Rotbarschfilet
Zitronensaft, Salz, Pfeffer
200 g gegarte Pellkartoffeln
⅛ l Fleischbrühe (Würfel oder Instant)
1 EL Crème fraîche
1 Bund Dill

Fisch waschen, trockentupfen, mit Zitronensaft beträufeln und würzen. In einer beschichteten Pfanne ohne Fett von jeder Seite 2 Minuten braten. Kartoffeln pellen, in Scheiben schneiden und in Fleischbrühe 2 Minuten erhitzen. Crème fraîche mit gehacktem Dill verrühren, auf die Kartoffeln geben, zum Fisch essen.

Kalte Mahlzeit:
Kochschinken-Brot

1 Scheibe Vollkornbrot (45 g)
1 TL Joghurt-Salatcreme
2 Salatblätter
1 Scheibe Kochschinken (30 g)
einige Blätter Petersilie

Brot mit Salatcreme bestreichen. Salatblätter darauflegen, Schinken daraufgeben. Mit Petersilie anrichten.

DER EXTRA-TIP

Bekommen Sie keinen Rotbarsch, können Sie für die warme Mahlzeit ohne weiteres anderes Fischfilet – zum Beispiel Scholle oder Seelachs – verwenden.

Wer überhaupt keinen Fisch mag, ißt zu den Kräuterkartoffeln die gleiche Menge (150 Gramm) gebratenes Kalbs- oder Putenschnitzel.

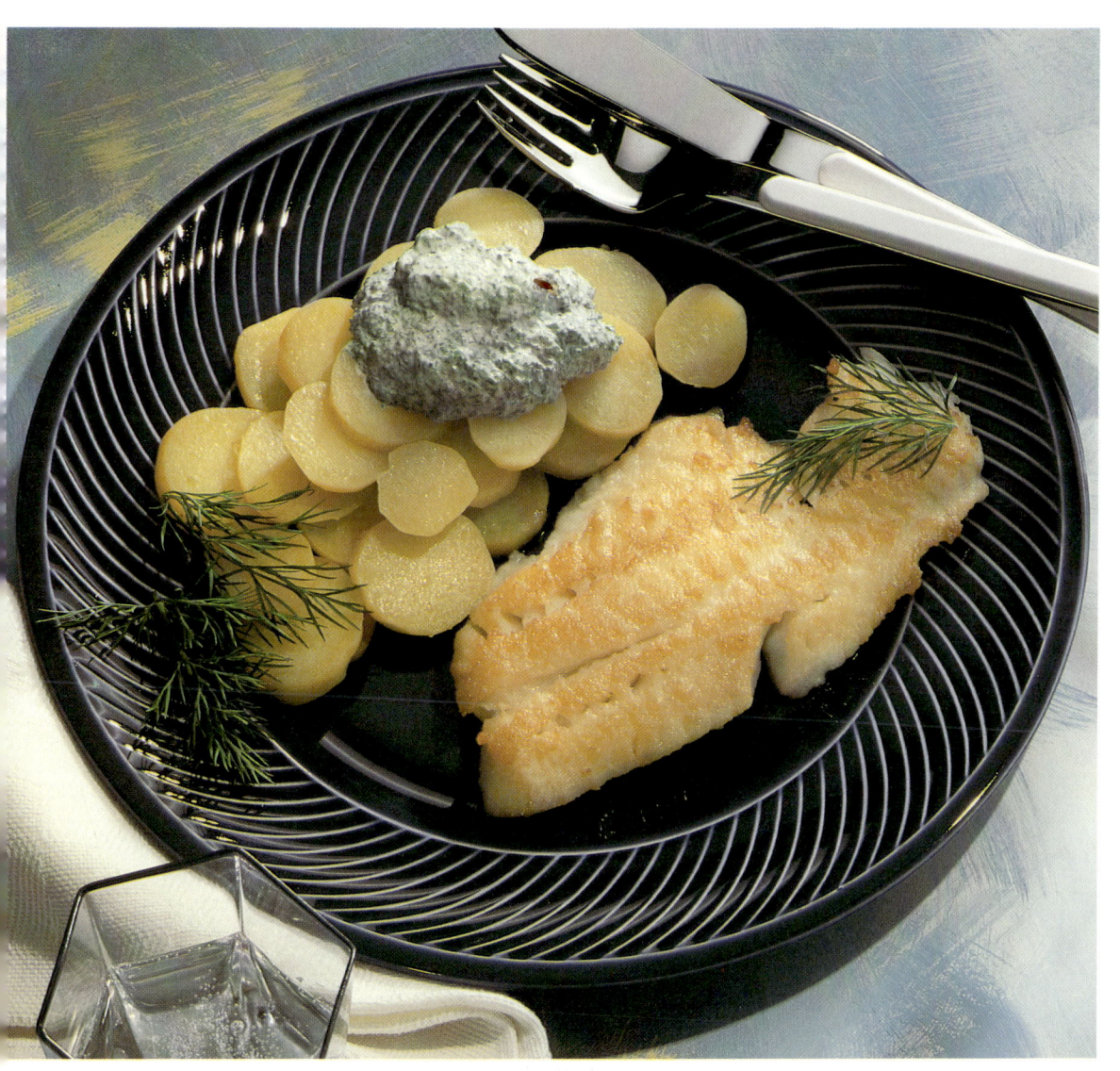

Die warme Mahlzeit
Für das gebratene
Fischfilet mit Kräuter-
kartoffeln brauchen
Sie Pellkartoffeln –
kochen Sie sie recht-
zeitig vor

5. Tag

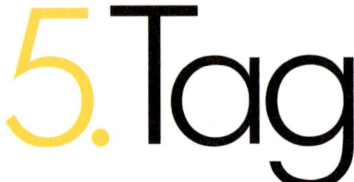

Warme Mahlzeit:
Zucchini-Champignon-Pfanne

200 g Zucchini
200 g Champignons
1 TL Öl
Salz, Pfeffer
1 EL Crème fraîche
1 Becher Magerjoghurt (150 g)
½ Bund Thymian
1 Scheibe Vollkorntoast (30 g)
1 Knoblauchzehe

Zucchini waschen, in Streifen schneiden. Champignons putzen, in Scheiben schneiden. Zucchini in Öl andünsten. Champignons zufügen und mitdünsten. Würzen. Crème fraîche und Joghurt verrühren, über das Gemüse geben, mit Thymian bestreuen. Brot mit Knoblauch einreiben, toasten und dazu essen.

Kalte Mahlzeit:
Quark mit Brot

100 g Magerquark
1 EL Mineralwasser
1 TL Crème fraîche
Salz, Pfeffer
1 Zwiebel (50 g)
1 Bund Radieschen (80 g)
½ Bund Dill
1 Scheibe Vollkornbrot (45 g)

Quark mit Mineralwasser, Crème fraîche und Gewürzen verrühren. Zwiebel abziehen, Radieschen waschen, beides würfeln. Dill hacken, in den Quark geben. Brot dazu essen.

DER EXTRA-TIP

Wer's lieber mag, ersetzt die Zucchini bei der warmen Mahlzeit durch die doppelte Menge Champignons.

Anstelle des Thymians können Sie für die warme Mahlzeit ganz nach Geschmack auch jedes andere Würzkraut verwenden.

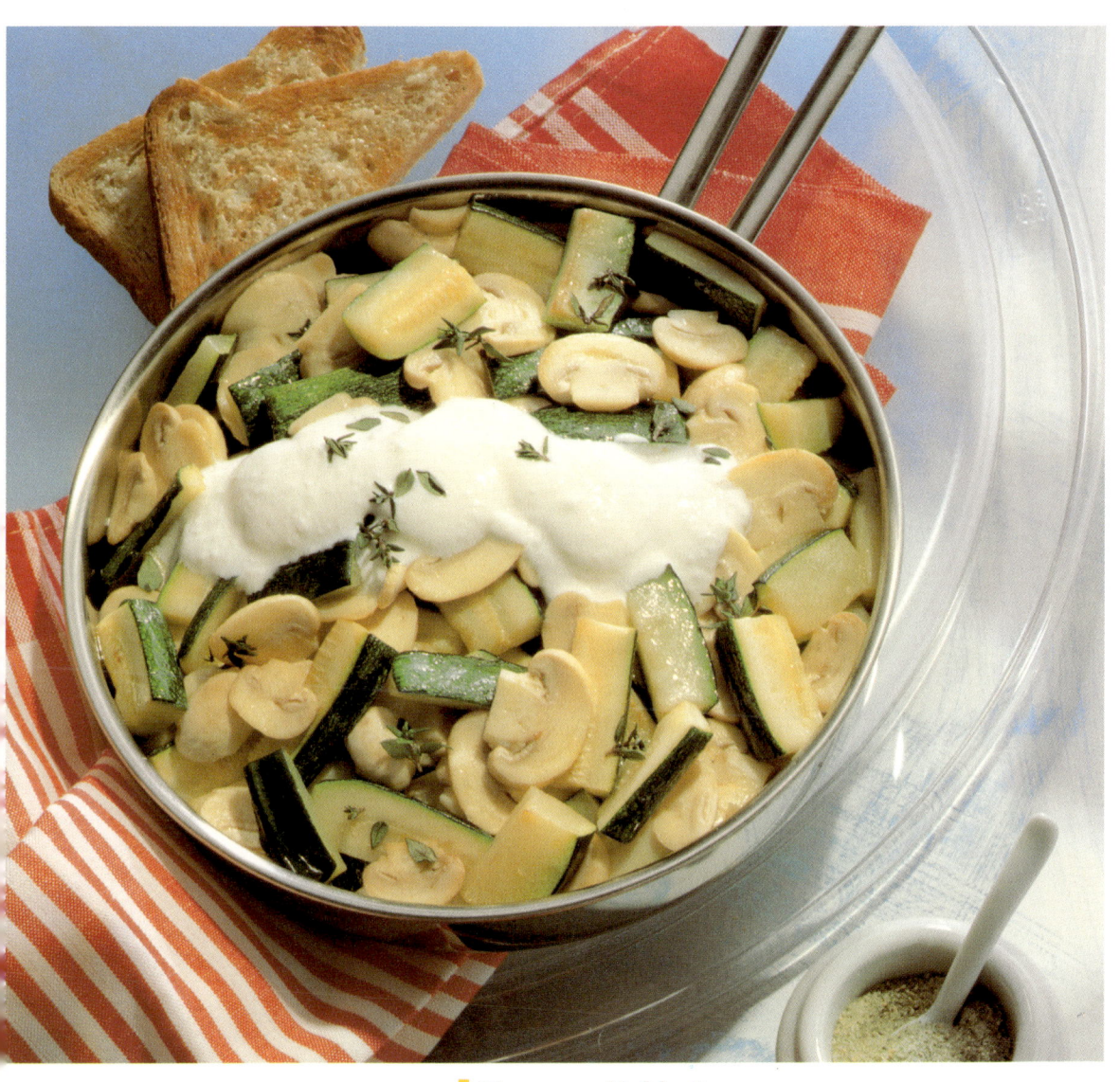

Die warme Mahlzeit
Diesmal gibt's Gemü-
se satt – reichlich
Champignons und
Zucchini mit einer
Soße aus Joghurt und
Crème fraîche.
Dazu schmeckt Toast

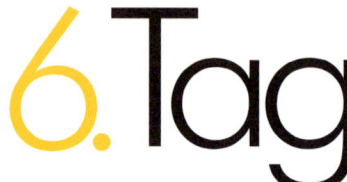

6. Tag

Warme Mahlzeit: Kalbsschnitzel mit Spargel

500 g weißer oder grüner Spargel
125 g Kartoffeln
100 g Kalbs- oder Putenschnitzel
1 TL Öl
Salz, Pfeffer
4 EL Spargelwasser
1 TL Butter oder Margarine
1 Bund Petersilie

Spargel waschen, schälen, in Salzwasser 20 Minuten garen. Kartoffeln waschen, in der Schale 20 Minuten garen. Schnitzel in heißem Fett von jeder Seite 2–3 Minuten braten. Würzen. Spargel abgießen, Wasser auffangen. Kartoffeln abgießen und pellen. Fett in 4 Eßlöffel heißem Spargelwasser schmelzen und über das Gemüse geben. Mit gehackter Petersilie bestreuen.

DER EXTRA-TIP

Wenn frischer Spargel rar und teuer ist, ersetzen Sie ihn bei der warmen Mahlzeit einfach durch Dosenspargel (gleiche Menge).

Ist Ihnen Schafskäse zu pikant? Nehmen Sie für die kalte Mahlzeit ruhig die gleiche Menge Mozzarellakäse oder Gouda.

Kalte Mahlzeit: Tomaten-Schafskäse-Brot

1 Scheibe Vollkornbrot (45 g)
1 TL Halbfett
2 Tomaten (100 g)
50 g Schafskäse
Zitronensaft, Pfeffer
einige Blätter Basilikum

Brot mit Halbfett bestreichen. Darauf gewaschene, in Scheiben geschnittene Tomaten und Käsewürfel geben. Mit Zitronensaft und Pfeffer würzen und mit Basilikum anrichten.

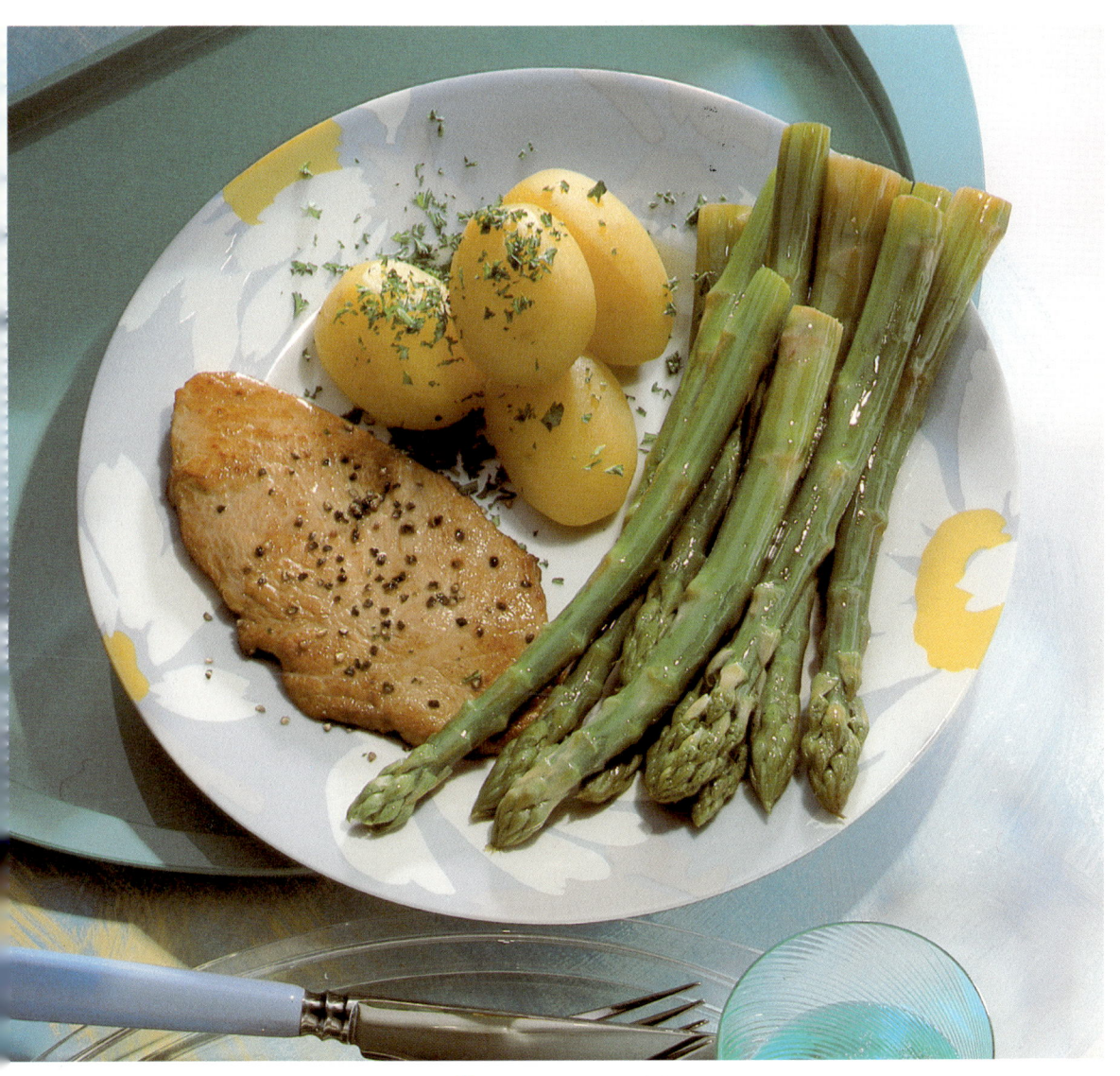

Die warme Mahlzeit
Etwas für Fein-
schmecker: Gebrate-
nes Kalbsschnitzel mit
Spargel und Peter-
silienkartoffeln

7. Tag

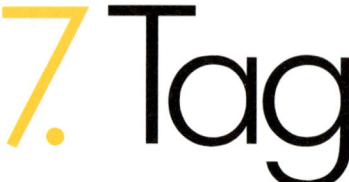

Warme Mahlzeit:
Schinkentopf

1 kleiner Wirsingkohl (400 g)
125 g Möhren
1 TL Butter oder Margarine
½ Tasse Fleischbrühe
Salz, Pfeffer, Muskat
50 g Kochschinken
1 EL Crème fraîche

Kohl putzen, vierteln, in Streifen schneiden, waschen und abtropfen lassen. Möhren schälen, waschen, in Scheiben schneiden. Beides im Fett andünsten. Brühe zufügen, würzen, 10 Minuten garen. Schinkenstreifen zufügen. Crème fraîche daraufgeben.

Kalte Mahlzeit:
Zucchini-Kohlrabi-Rohkost

200 g Zucchini
1 Kohlrabiknolle (250 g)
1 Bund Schnittlauch
1 EL Fertigsalatsoße ohne Öl
1 Scheibe Vollkornbrot (50 g)
½ Ecke Schmelzkäse
(31 g, 20 % Fett)

Zucchini waschen. Kohlrabi schälen, waschen. Beides grob raspeln. Schnittlauchröllchen zufügen. Die Salatsoße darübergeben. Brot mit Käse bestreichen und dazu essen.

DER EXTRA-TIP

Auch Weißkohl paßt ausgezeichnet zum Schinkentopf – dann können es sogar 500 Gramm sein.

Wer anstelle des gekochten Schinkens Lachsschinken für die warme Mahlzeit bevorzugt, darf 30 Gramm mehr als angegeben nehmen.

Bekommen Sie keine Zucchini, verwenden Sie stattdessen für die kalte Mahlzeit einfach die doppelte Menge Kohlrabi.

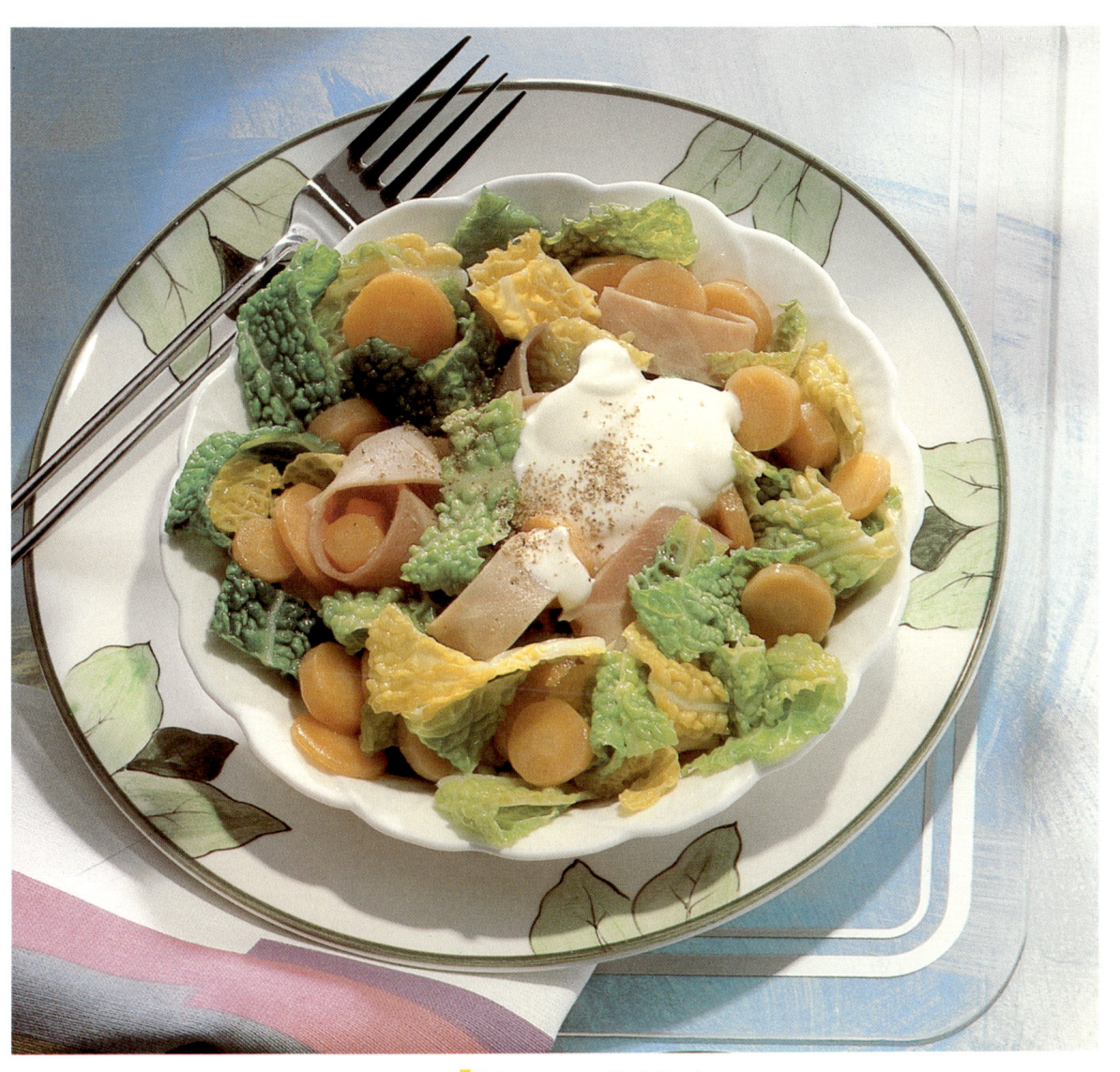

Die warme Mahlzeit
Handfest und trotz-
dem ganz leicht:
Schinkentopf mit
zartem Wirsingkohl,
knackigen Möhren-
scheiben und sahni-
ger Crème fraîche

8. Tag

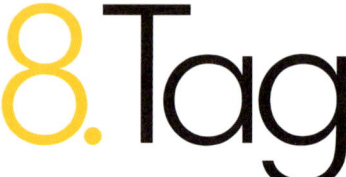

Warme Mahlzeit:
Reispfanne

30 g Parboiled Reis (Rohgewicht)
1 TL Currypulver
125 g Möhren
½ Bund Lauchzwiebeln (125 g)
1 Putenschnitzel (75 g)
1 TL Öl, Salz, Pfeffer
2 TL Crème fraîche
½ Bund Petersilie

Reis in Salzwasser mit Curry 20 Minuten garen. Gemüse putzen, waschen, in Streifen bzw. Ringe schneiden. Fleisch in Streifen schneiden. In heißem Fett anbraten. Gemüse zufügen, kurz mitbraten, mit Salz und Pfeffer würzen. Crème fraîche unterrühren. Mit Petersilie anrichten.

Kalte Mahlzeit:
Frischkäsebrot

1 Scheibe Vollkornbrot (45 g)
½ Paket Doppelrahm-Frischkäse
(31 g)
1 Bund Schnittlauch
2 Tomaten (100 g)
100 g Salatgurke (Rest vom
2. Tag)

Brot mit Käse bestreichen, mit Schnittlauchröllchen bestreuen. Tomaten waschen, Gurke schälen, zum Brot essen.

DER EXTRA-TIP

Bekommen Sie keine Lauchzwiebeln für die warme Mahlzeit, ersetzen Sie sie durch eine Stange Porree (etwa 100 Gramm).

Statt des Putenschnitzels können Sie je nach Lust und Laune auch die gleiche Menge Hähnchenbrustfilet oder Kalbsschnitzel braten.

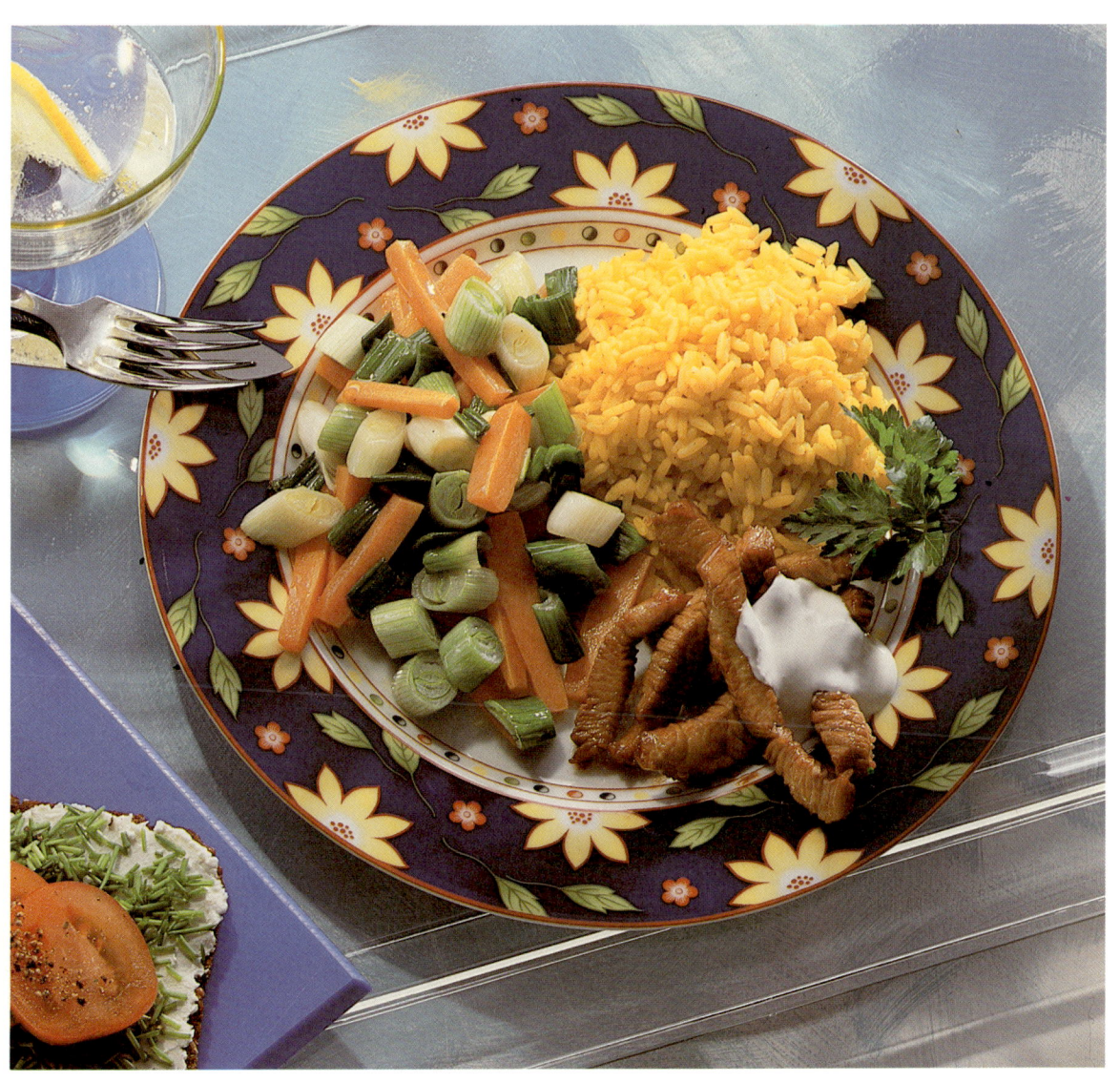

Die warme Mahlzeit
Eine Sache von wenigen Minuten: Reispfanne mit Putenschnitzel, Möhren und Lauchzwiebeln. Curry gibt exotische Würze

Einkaufsliste

8 Tage

Das sollten Sie im Hause haben:

Vollkorntoast
Vollkornbrot
Halbfett
Parboiled Reis
Nudeln
Kartoffeln, Eier
kernige Haferflocken
Cornflakes
Zwiebeln
Knoblauch
Fleischbrühe
Gemüsebrühe
(Würfel oder Instant)
Joghurt-Salatcreme
Fertigsalatsoße
ohne Öl
Sesam, Sonnen-
blumenkerne
Paniermehl
flüssiger Süßstoff
Mineralwasser
Zitronensaft

An Gewürzen:

Salz
Kräutersalz
Pfeffer, Curry
Muskatnuß
Paprikapulver

Tage 1 bis 2

500 g Spargel
1 Kopf Salat
1 Bund Petersilie
je 1 grüne und rote
Paprikaschote
(à 100 g)
150 g Spinat
1 Salatgurke (400 g)
2 Tomaten (100 g)
2 Möhren (100 g)
75 g Beefsteakhack
1 Scheibe Corned
beef (30 g)
50 g Putenbrust-
aufschnitt
1 Becher Créme
fraîche (150 g)

Tage 3 bis 5

1 Kohlrabi (300 g)
300 g Broccoli
200 g Champignons
200 g Zucchini
2 Bund Lauch-
zwiebeln
2 Bund Dill
1 Bund Thymian
1 Bund Schnittlauch
2 Bund Radieschen
1 Scheibe Koch-
schinken (30 g)
1 Stück Emmentaler
Käse (30 g)
150 g Rotbarschfilet
(am 4. Tag frisch
kaufen
1 Becher Mager-
joghurt (150 g)
1 Becher Mager-
quark (200 g)

Tage 6 bis 8

500 g Spargel
2 Bund Schnittlauch
2 Bund Petersilie
1 Topf Basilikum
4 Tomaten (400 g)
250 g Möhren
1 Wirsingkohl (400 g)
200 g Zucchini
1 Kohlrabi (250 g)
100 g Kalbsschnitzel
50 g Kochschinken
75 g Putenschnitzel
50 g Schafskäse
1 Ecke Schmelzkäse
(20 %, 62,5 g)
1 kleines Paket
Doppelrahmfrisch-
käse (31 g)

DER EXTRA-TIP

Wichtig: Trinken Sie über den Tag verteilt 2½ bis 3 Liter Flüssigkeit: Mineralwasser, Kaffee und Tee ohne Milch und Zucker (evtl. mit Süßstoff süßen).

Auf einen Blick im Restaurant

Die wichtigsten Gerichte und ihre Kalorien

Eine achttägige Diät kann – wie schon gesagt – nur einige wenige Überpfunde beseitigen. Und damit die nicht gleich wieder da sind, heißt es aufpassen beim Essen in Restaurant oder Kantine. Denn was dort aufgetischt wird, ist häufig der reinste Linienkiller. Aber: Gefahr erkannt, Gefahr gebannt. Auf dieser Seite finden Sie die wichtigsten und beliebtesten Restaurantgerichte und ihren durchschnittlichen Kaloriengehalt. Alle Angaben beziehen sich auf eine Durchschnittsportion.

Vorspeisen und Suppen

Fleischbrühe ohne Einlage	25 Kalorien
Frühlingsrolle	280 Kalorien
Gemischter Salat	50 Kalorien
Hühnerbrühe mit Einlage	75 Kalorien
Spargelcremesuppe	80 Kalorien
Tomatencremesuppe	110 Kalorien

Hauptgerichte

Bratkartoffeln mit Spiegelei	600 Kalorien
Cannelloni	750 Kalorien
Chili con Carne	700 Kalorien
Chop Suey	650 Kalorien
Ente, gebraten	650 Kalorien
Erbseneintopf	450 Kalorien
Filetsteak, gebraten	250 Kalorien
Forelle blau	250 Kalorien
Filet Stroganoff	550 Kalorien
Frikadelle (Stück)	250 Kalorien
Gulasch	550 Kalorien
Gyros	600 Kalorien
Hähnchen, gegrillt	350 Kalorien
Hühnerfrikassee	450 Kalorien
Kartoffelsalat mit Würstchen	800 Kalorien
Kohlroulade	500 Kalorien
Lammkoteletts, gebraten	650 Kalorien
Lasagne	750 Kalorien
Linseneintopf	700 Kalorien
Paella	900 Kalorien
Pizza	900 Kalorien
Rinderroulade	500 Kalorien
Rinderschmorbraten	550 Kalorien
Seezungenröllchen	450 Kalorien
Souvlaki (griechischer Fleischspieß)	550 Kalorien
Spaghetti alla Bolognese	750 Kalorien

Beilagen

Bratkartoffeln	250 Kalorien
Kartoffelklöße	200 Kalorien
Kartoffelpüree	150 Kalorien
Nudeln	150 Kalorien
Pommes frites	350 Kalorien
Reis	150 Kalorien
Salzkartoffeln	150 Kalorien
Semmelknödel	250 Kalorien

Desserts

Creme Caramel	250 Kalorien
Erdbeeren mit Sahne	250 Kalorien
Eisbecher mit Sahne	500 Kalorien
Gemischtes Eis	200 Kalorien
Mousse au chocolat	450 Kalorien
Obstsalat	200 Kalorien
Schokoladenpudding	300 Kalorien
Tirami Su	400 Kalorien
Vanillepudding	250 Kalorien
Zabaione (Weinschaumcreme)	250 Kalorien

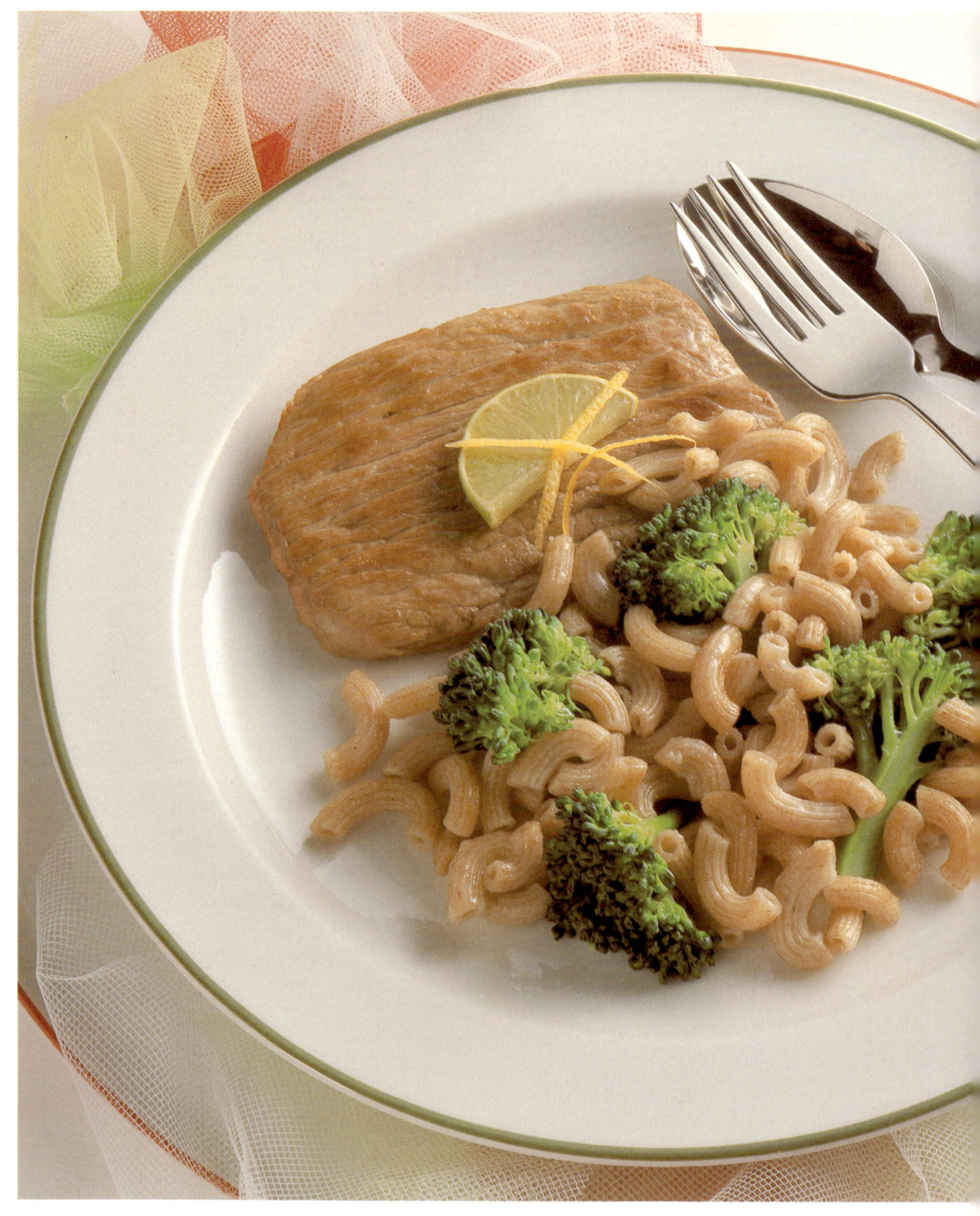

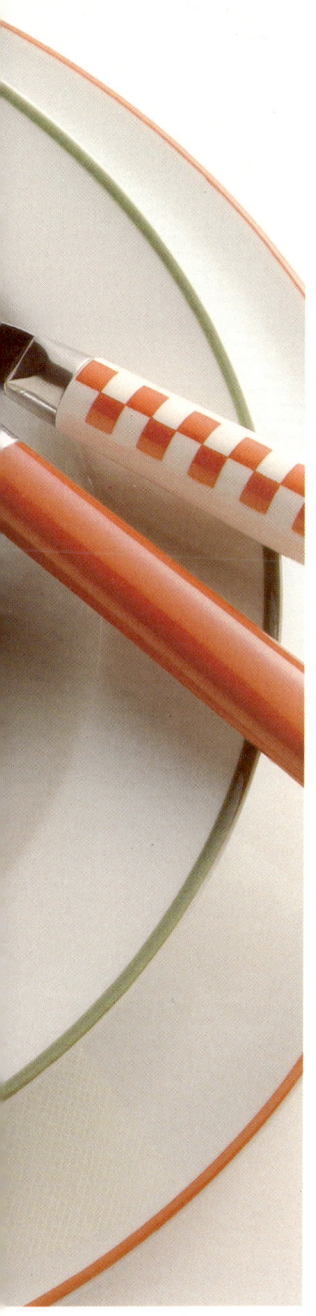

Abnehmen auf schnelle Art

Nudeln sind nicht nur gesund, sie sind auch figurfreundlich – das beweist diese Diät, bei der Sie auf die Schnelle bis zu zwei Kilo loswerden können. Wie das? Erstens gibt's nur die besonders ballaststoffreichen Vollkornnudeln. Und zweitens werden sie mit lauter kalorienarmen Zutaten statt fetter Soßen kombiniert

Pro Tag bekommen Sie 800 Kalorien, auf drei Mahlzeiten verteilt: ein Frühstück mit 200 Kalorien, eine warme Mahlzeit mit 350 Kalorien und eine kalte Mahlzeit mit 250 Kalorien. Übrigens: Berufstätige können warme und kalte Mahlzeiten mühe-los gegeneinander austauschen. Und bevor's losgeht, noch ein wichtiger Tip: Kochen Sie die Nudeln für die kalte Mahlzeit schon mittags mit – das spart Zeit und Energie. Die Nudel-Mengenangaben beziehen sich immer auf das Rohgewicht!

Nudeln in Haupt- und Nebenrollen – zum Beispiel am 4. Tag: Broccolinudeln mit gebratenem Kalbsschnitzel

139

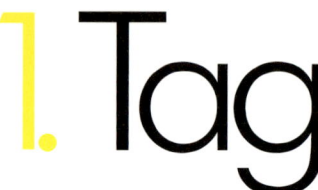

1. Tag

DER EXTRA-TIP

Frühstücke zum Aussuchen
Bei dieser Diät können Sie,
ganz nach Ihrem persön-
lichen Geschmack, aus-
schließlich oder abwech-
selnd süß oder herzhaft
frühstücken – pro Tag haben
Sie die Wahl.

Entweder: Quark-
Konfitüren-Brötchen
1 Vollkornbrötchen (40 g)
1 TL Butter oder Margarine
1 EL Magerquark (40 g)
1 TL Konfitüre nach
Geschmack
Brötchen halbieren, mit
Fett und Quark bestrei-
chen. Konfitüre darauf verteilen.

Oder: Wurst-Brot mit
Tomate
1 Scheibe Vollkornbrot
(45 g)
1 TL Butter oder Margarine
1 Scheibe Bierschinken
(30 g)
1 Tomate (50 g)
Brot mit Fett bestreichen
und mit Bierschinken belegen. Die Tomate dazu
essen.
Alternative: Statt des Bier-
schinkens 1 Scheibe Gouda
(30 g).

Wer keine Muscheln ver-
trägt (bzw. keine mag),
nimmt stattdessen 100
Gramm Thunfisch, gut ab-
getropft und mit der Gabel
zerpflückt.

Soll's keine geräucherte Putenbrust für die kalte Mahlzeit sein, nehmen Sie stattdessen Lachsschinken.

Wichtig: Mindestens zwei-
einhalb Liter Mineralwas-
ser, Tee oder Kaffee (ohne
Milch und Zucker) pro Tag
trinken!

Warme Mahlzeit:
Nudeln mit Muscheln

50 g Vollkorn-Nudeln
400 g Miesmuscheln
1 Zwiebel (40 g)
125 g Möhren
⅛ l trockener Weißwein
⅛ l Fleischbrühe
(Würfel oder Instant)
Salz, Pfeffer
1 Lorbeerblatt
1 Bund Petersilie

Nudeln in Salzwasser garen. Muscheln waschen, offene aussortieren und wegwerfen. Übrige im
Wasser liegenlassen. Zwiebel abziehen und in Streifen schneiden.
Möhren schälen, waschen und in
Scheiben schneiden. Wein und
Brühe mit den Gewürzen aufkochen. Zwiebeln und Möhren
zufügen. Alles 5 Minuten garen.
Muscheln in den Topf geben
und so lange garen, bis alle geöffnet sind. Nudeln abgießen, abtropfen lassen und unter die
Muscheln mengen. Petersilie
zufügen.

Kalte Mahlzeit:
Nudel-Spargel-Salat

30 g Vollkorn-Nudeln
30 g geräucherte Putenbrust
1 Dose Spargel (160 g)
1 EL Joghurt-Salatcreme
Salz, Pfeffer, Paprikapulver
½ Bund Zitronenmelisse

Nudeln garen. Putenbrust in
Streifen schneiden. Spargel abtropfen lassen, Spargelwasser
auffangen. Spargel in Stücke
schneiden. Aus Salatcreme, etwas Spargelwasser und Gewürzen eine Soße rühren. Spargel-
stücke, Putenbrust, Nudeln in
die Soße geben. Zerzupfte Zitronenmelisse darüberstreuen.

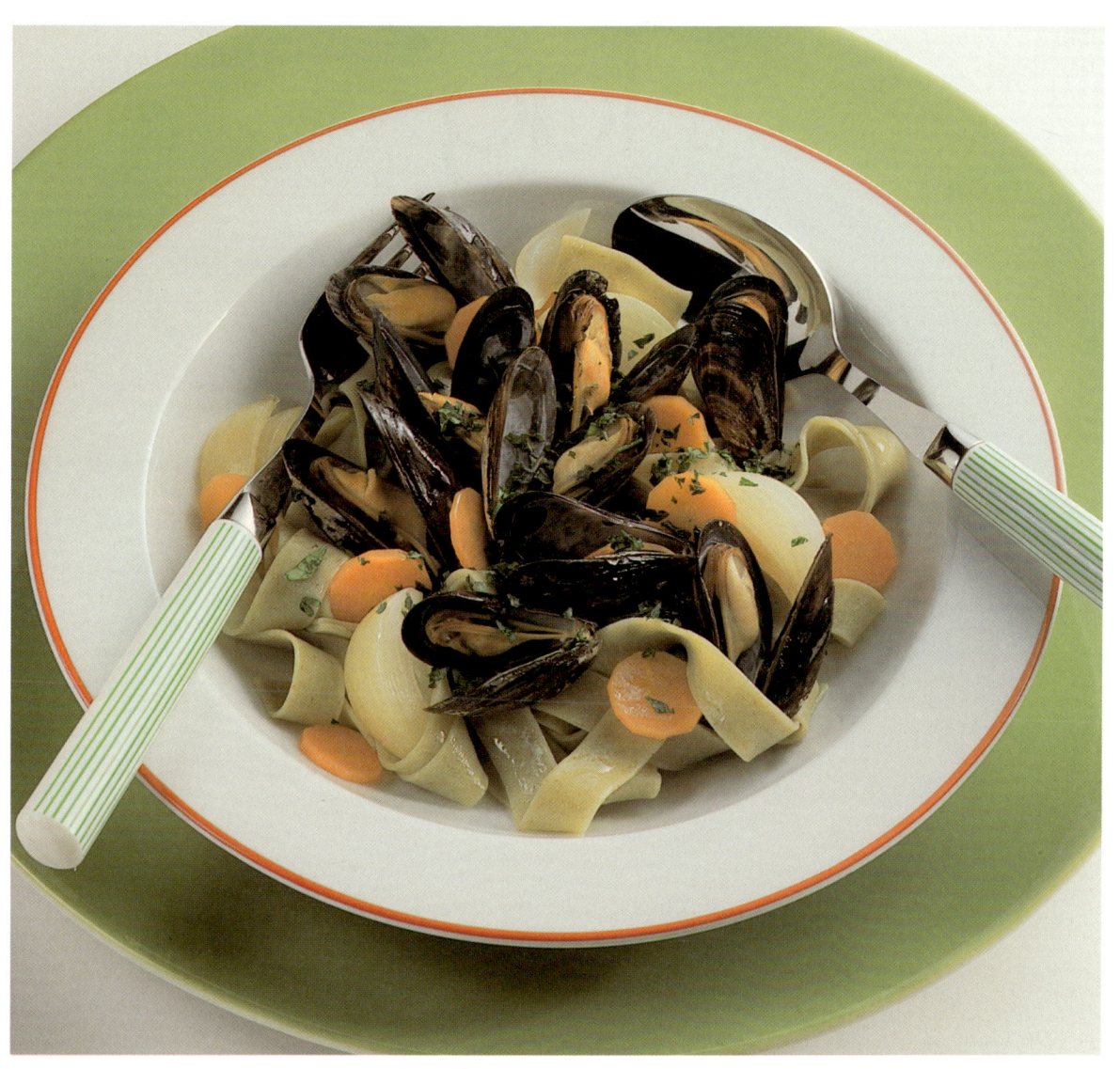

Die warme Mahlzeit
Das schmeckt wie in
Sizilien oder Süd-
frankreich: Vollkorn-
nudeln mit Muscheln.
Gewürzt wird mit
Weißwein und
Lorbeer

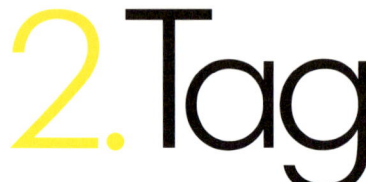

2. Tag

DER EXTRA-TIP

Mögen Sie den typischen Geschmack von Gorgonzola nicht, nehmen Sie für die warme Mahlzeit die gleiche Menge geriebenen Parmesan- oder Goudakäse.

Das Nudel-Schinken-Rührei schmeckt auch gut mit Rindersaftschinken (25 Gramm) statt des Lachsschinkens.

Warme Mahlzeit: Nudeln mit Gorgonzola-Soße

50 g Vollkorn-Nudeln
(Bandnudeln)
½ Bund Lauchzwiebeln (125 g)
⅛ l Fleischbrühe
(Würfel oder Instant)
30 g Gorgonzola-Käse
½ Bund Petersilie

Nudeln in Salzwasser garen. Lauchzwiebeln putzen, in Ringe schneiden, waschen. In Fleischbrühe 3–5 Minuten garen. Käse entrinden, stückchenweise zufügen und schmelzen. Nudeln abgießen, abtropfen lassen. In die Soße geben. Gehackte Petersilie darüberstreuen.

Kalte Mahlzeit: Nudel-Schinken-Rührei

30 g Vollkorn-Nudeln
(Bandnudeln)
30 g Lachsschinken
1 Ei, Salz, Pfeffer
1 Bund Schnittlauch

Nudeln garen. Schinken würfeln. Ei mit 1 Teelöffel Wasser und den Gewürzen verquirlen. Schnittlauch in Röllchen zum Ei geben. Nudeln abgießen, abtropfen lassen, mit dem Schinken in eine Pfanne geben, anbraten. Ei darübergießen, stocken lassen.

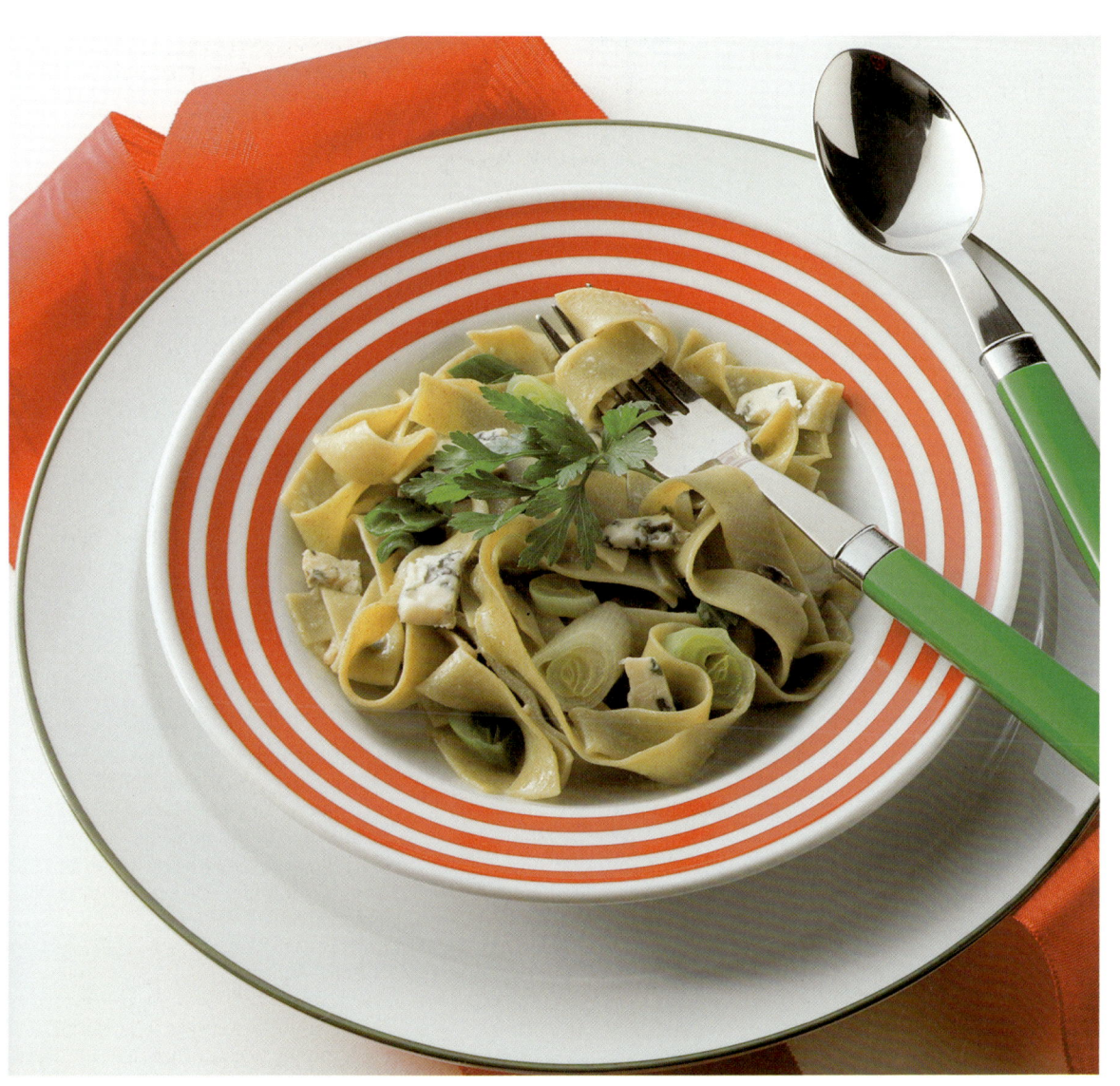

Die warme Mahlzeit
Italien läßt grüßen –
die Nudelsoße wird
schön sahnig durch
geschmolzenen Gor-
gonzolakäse, eine
Blauschimmelkäse-
Spezialität

3.Tag

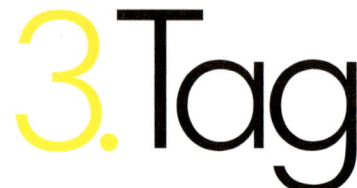

Warme Mahlzeit:
Nudel-Hack-Pfanne

50 g Vollkorn-Nudeln
50 g Beefsteakhack, 1 TL Öl
200 g Tomaten
1 EL Tomatenketchup
Salz, Pfeffer, Basilikum

Nudeln in Salzwasser garen. Hack in heißem Öl anbraten. Tomaten überbrühen, abziehen und würfeln, mitbraten. Ketchup einrühren, würzen. Nudeln untermengen.

DER EXTRA-TIP

Wer keine Krabben mag oder bekommt, ersetzt sie durch 30 Gramm in Streifen geschnittenen Lachsschinken (ohne Fettrand).

Außerhalb der Saison können Sie die Mandarine für den Krabben-Nudel-Salat durch eine kleine Kiwi – geschält und in Scheiben geschnitten – ersetzen.

Kalte Mahlzeit:
Krabben-Nudel-Salat

30 g Vollkorn-Nudeln
50 g Krabbenfleisch
1 Mandarine (40 g)
1 EL Joghurt-Salatcreme
1 TL Zitronensaft
Salz, Pfeffer, Currypulver
½ Bund Petersilie

Nudeln garen. Abtropfen lassen. Mit den Krabben und Mandarinenspalten mischen. Soße aus Salatcreme, Zitronensaft und Gewürzen rühren, darübergießen. Gehackte Petersilie darüberstreuen.

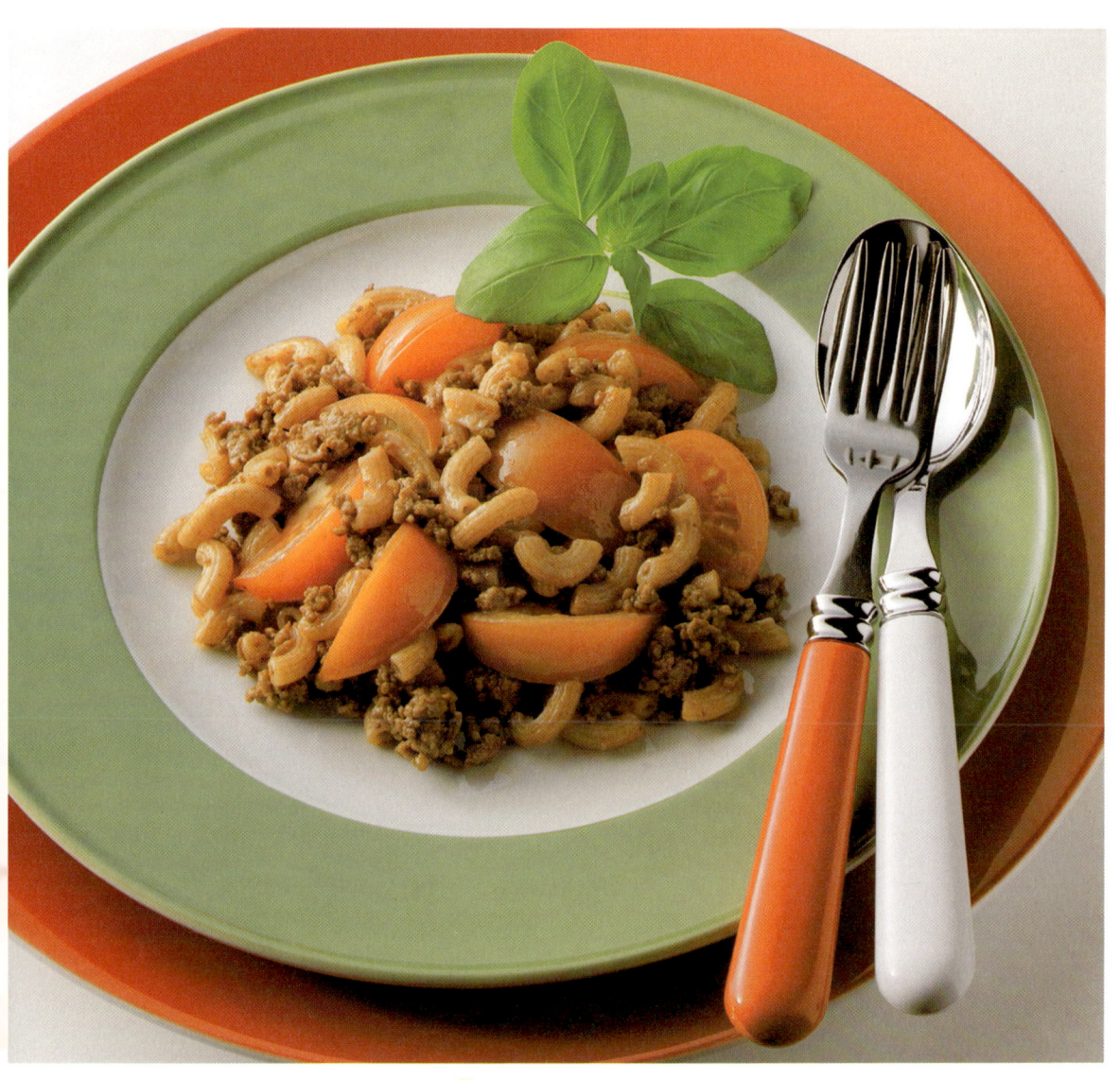

Die warme Mahlzeit
Würzige Nudelpfanne
mit Beefsteakhack
und Tomaten. Frisches
Basilikum gibt typisch
südliches Aroma

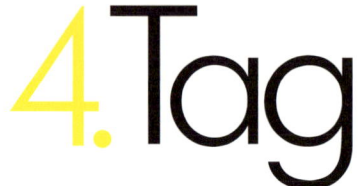

4.Tag

DER EXTRA-TIP

Der Broccoli zur warmen Mahlzeit läßt sich problemlos ersetzen – zum Beispiel durch die gleiche Menge Blumenkohl oder grüne Bohnen.

Die kalte Mahlzeit schmeckt auch mit der gleichen Menge mildem Mozzarella statt des pikanten Schafskäses.

Warme Mahlzeit:
Broccoli-Nudeln

50 g Vollkorn-Nudeln
150 g Broccoli
1 Kalbsschnitzel (75 g)
1 TL Öl
Salz, Pfeffer

Nudeln in Salzwasser garen. Broccoli putzen, kleinschneiden, in Salzwasser 5 Minuten garen. Broccoli und Nudeln abtropfen lassen. Schnitzel in heißem Öl braten. Nudeln und Broccoli vermengen, kurz mitbraten. Schnitzel würzen.

Kalte Mahlzeit:
Schafskäse-Nudel-Salat

30 g Vollkorn-Nudeln
50 g frischer Spinat oder Feldsalat
100 g Tomaten
50 g Schafskäse
1 EL Zitronensaft
Salz, Pfeffer, Süßstoff

Nudeln in Salzwasser garen. Spinat waschen, abtropfen lassen. Tomaten achteln. Schafskäse würfeln. Mit den abgetropften Nudeln in eine Schale geben. Soße aus Zitronensaft, 2 Eßlöffeln Wasser und Gewürzen darübergießen.

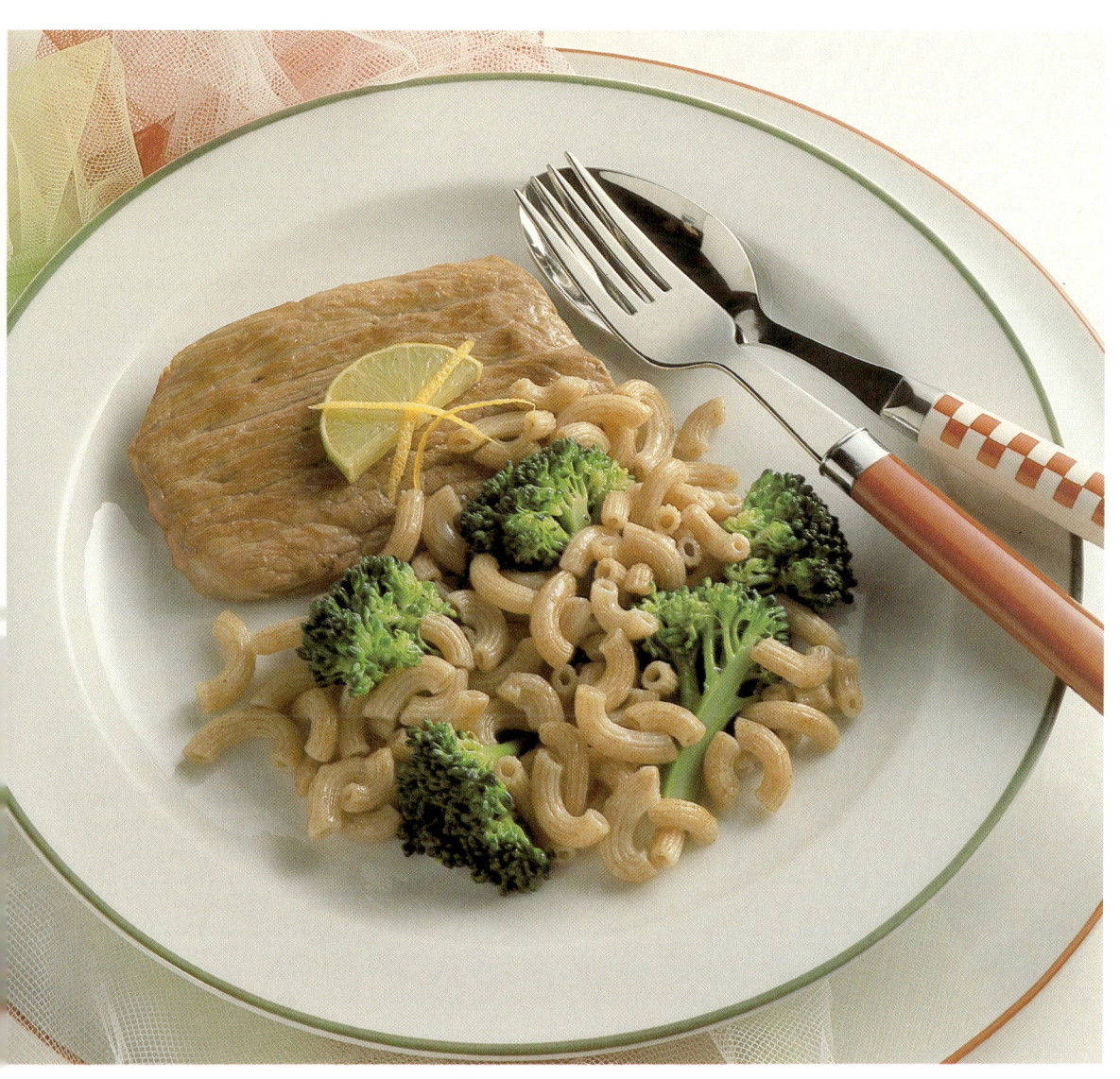

Die warme Mahlzeit
Hier kommen Fleisch-
fans auf ihre Kosten:
Zu Broccoli-Nudeln
gibt's ein gebratenes
Kalbsschnitzel

Einkaufs-liste

4 Tage

Das sollten Sie im Hause haben:

Speiseöl
Joghurt-Salatcreme
Fleischbrühe (Würfel oder Instant)
Eier
Zwiebeln
trockenen Weißwein
Salz, Pfeffer, Curry
Lorbeerblätter
Paprikapulver
Pfeffer
flüssiger Süßstoff
Kaffee, Tee
Mineralwasser
Tomatenketchup

Tage 1 bis 4

1 Paket Vollkorn-Nudeln
(Hörnchen, 250 g)
1 Paket Vollkorn-Nudeln (Band-nudeln, 250 g)
400 g Miesmuscheln
50 g Beefsteakhack
1 Kalbsschnitzel
(75 g)
30 g Lachsschinken
30 g geräucherte Putenbrust
50 g Krabbenfleisch
30 g Gorgonzola-Käse
50 g Schafskäse
300 g Tomaten
1 Bund Lauch-zwiebeln
125 g Möhren
150 g Broccoli
50 g Spinat oder Feldsalat
1 Mandarine (40 g)
1 Zitrone
3 Bund Petersilie
1 Bund Schnittlauch
1 Topf frisches Basilikum
1 Dose Spargel
(160 g Einwaage)

Hier noch vier ›nudelfreie‹ Zwischenmahlzeiten

Ananas-Schin-ken-Burger
(199 Kalorien)

1 Vollkorn-Brötchen
1 Scheibe Lachs-schinken ohne Fett
1 Scheibe Ananas
(Dose)

Brötchen teilen und mit Schinken und Ananas belegen.

Eierblumen-suppe
(125 Kalorien)

¼ l Hühnerbrühe
(Würfel oder Instant)
1 TL Sojasoße
100 g Champignons
1 Ei
1 Bund Schnittlauch

Brühe und Sojasoße erhitzen. Champignons putzen, waschen, kleinschneiden. Kurz in der Brühe ziehen lassen. Ei mit einer Gabel verquirlen, über den Gabelrücken in die kochende Flüssigkeit geben. Mit Schnittlauch bestreuen.

Apfel-Preiselbeer-Kompott
(150 Kalorien)

125 g Apfelmus
(Fertigprodukt)
1 EL Preiselbeeren

Preiselbeeren unter das Apfelmus rühren.

Fenchel-Orangen-Salat
(138 Kalorien)

1 Fenchelknolle
(200 g)
1 kleine Orange
(60 g)
2 EL Zitronensaft
flüssiger Süßstoff

Fenchel putzen, in Streifen schneiden und waschen. Orange schälen und würfeln. Soße aus Zitronensaft und Süßstoff anrühren, darübergeben.

›Erste Hilfe‹ nach üppigem Essen

Wenn Sie jetzt Ihre überflüssigen Pfunde losgeworden sind, können Sie mit einem einfachen Trick dafür sorgen, daß sie sich gar nicht erst wieder ansiedeln: Legen Sie pro Monat einen Entschlackungstag ein. Damit entlasten Sie nicht nur Ihr Kalorienkonto, sondern tun auch etwas für Ihre Gesundheit. Denn Sie tanken Vitamine und entlasten Ihre Verdauung.

1. Obsttag

Bis zu eineinhalb Kilo frische Früchte sind erlaubt. Von Äpfeln über Bananen bis zu Exoten wie Mangos dürfen Sie alles essen. Geschmackssache ist es auch, wie Sie das Obst genießen: Pur von der Hand in den Mund, als Salat mit Süßstoff und Zitronensaft angemacht oder in etwas Wasser mit Zitronensaft gedünstet als Kompott. Wichtig für Magenempfindliche: Essen Sie zum Neutralisieren der Fruchtsäure vor jeder Obstmahlzeit eine Scheibe Vollkorntoast.

2. Gemüsetag

Schwelgen Sie in Knackig-Frischem: Über den Tag verteilt gibt es ein Kilogramm Gemüse. Ob Blumenkohl, Broccoli, Möhren, Porree, Spinat oder anderes Gemüse – in jedem Fall dürfen Sie es entweder roh geraspelt mit Zitronensaft und frischen Kräutern angemacht oder in etwas Gemüsebrühe gedünstet genießen. Und damit kein Heißhunger aufkommt, starten Sie den Gemüsetag mit einem Frühstück aus einer Scheibe Vollkornbrot mit einem Teelöffel Butter oder Margarine und einem gekochten Ei.

3. Quarktag

An einem solchen ›weißen‹ Tag gibt es bis zu ein Kilo Magerquark, den Sie mit Mineralwasser cremig rühren und dann abschmecken können. Süß wird er durch Süßstoff oder etwas ungesüßten Fruchtsaft. Wer den Quark herzhaft mag, mischt ihn mit reichlich gehackten Kräutern und Gewürzen wie zum Beispiel Paprika oder Knoblauch. Nur auf Salz sollten Sie möglichst verzichten – es bindet Wasser im Körper.

Getränke

Wie bei allen Diäten in diesem Buch empfiehlt es sich, auch an Entschlackungstagen nur Kalorienfreies wie Mineralwasser oder Tee und Kaffee ohne Milch und Zucker zu trinken.

Tips gegen das Wiederzunehmen

Wer sich beim Essen und Trinken während einer Diät zurück-
hält, um dann hinterher wie vorher ›zuzuschlagen‹, hat bald
alle Pfunde wieder drauf. Übergewicht entsteht durch falsche
Eßgewohnheiten – und die kann man ändern. Was nicht heißt,
daß Sie sich für den Rest Ihres Lebens kasteien müssen,
sondern daß Sie sich bewußter ernähren und dadurch rundum
gesünder leben. Eine Diät ist dazu der erste wichtige Schritt.
Wie Sie das erreichte Gewicht auf Dauer halten können, sagen
Ihnen die folgenden Tips:

● Den schlechten Gewohnheiten, die Ihnen das Übergewicht
eingebracht haben, kommen Sie am besten durch ein Ernäh-
rungstagebuch auf die Spur. Notieren Sie zwei bis drei Wochen
lang jeden Tag ganz genau alles, was Sie essen und trinken (und
die Kalorienzahl).

● Rechnen Sie Ihren persönlichen Kalorienverbrauch aus. Sie
wissen ja, die Faustregel lautet: Pro Kilogramm Ihres Körper-
gewichts dürfen Sie 30 Kalorien täglich zu sich nehmen, wenn
Sie weder zu- noch abnehmen wollen. Beispiel: Wenn Sie 60
Kilo wiegen, sind bis zu 1800 Kalorien erlaubt. Nehmen Sie
trotz Einhaltung dieser Obergrenze zu, arbeitet Ihr Stoffwechsel wahrscheinlich extrem langsam. In diesem Fall müssen Sie
nochmal 100 bis 200 Kalorien von Ihrer Tagesration abziehen.

● Essen Sie wenig mageres Fleisch, Geflügel und Fisch, aber
viel Gemüse.

● Bevorzugen Sie Vollkornbrot und -brötchen sowie Knäckebrot anstelle von Weißbrot und Brötchen.

● Nutzen Sie das große Angebot von fettreduzierten Lebensmitteln bei Wurst, Käse sowie Milchprodukten wie Joghurt und
Quark.

● Geizen Sie grundsätzlich mit Fett: Bestreichen Sie Ihr Brot
nur dünn mit Butter oder Margarine oder stattdessen mit
Halbfett (hat etwa 40 Prozent weniger Fett).

**Wenn Sie in der Kan-
tine essen, heißt es
aufpassen. Denn viele
typische Groß-
küchen-Gerichte sind
wahre Kalorienbom-
ben. Mit unserer
Tabelle auf Seite 137
behalten Sie aber ganz
leicht den Überblick –
dort finden Sie die
wichtigsten Gerichte
und ihren Kalorien-
gehalt.**

● Garen Sie große Braten und ganzes Geflügel im Tontopf oder im Bratschlauch ohne Fettzugabe.

● Nehmen Sie für Soßen und Suppen nur wenig Sahne oder Crème fraîche (Joghurt tut's geschmacklich auch).

● Dünsten Sie Gemüse in wenig Brühe ohne Fett.

● Essen Sie regelmäßig Hülsenfrüchte und Getreide. Beides hat zwar viele Kalorien. Durch die enthaltenen Ballaststoffe werden Sie aber schneller satt und essen automatisch weniger davon. Außerdem kommt die Verdauung gut in Trab.

● Trinken Sie möglichst wenig Alkohol und zuckerhaltige Getränke – beides belastet Ihr Kalorienbudget beträchtlich. Ein Glas Cola zum Beispiel hat 90 Kalorien – soviel wie ein Ei.

● Versuchen Sie, Ihren Süßigkeiten- und Zuckerverbrauch allmählich auf ein Minimum einzuschränken. Das nützt nicht nur Ihrer Linie, sondern auch der Gesundheit allgemein. Denn Zucker hat extrem viele Kalorien, aber keine Nährstoffe oder Vitamine. Ernährungswissenschaftler nennen das auch ›leere Kalorien‹.

Können Sie beim Fernsehen oder Lesen nicht aufs Knabbern nebenher verzichten: Naschen Sie Gewürzgurken, Tomaten, Möhren oder Paprikaschoten. Das hat kaum Kalorien und ist gesünder als Erdnüsse oder Chips.

● Verteilen Sie Ihre Tagesration am besten auf fünf kleine Mahlzeiten. Dann hat Ihr Magen ständig etwas zu tun. Deshalb kommen Sie kaum in Versuchung, sich aus Heißhunger zu überessen.

● Gewöhnen Sie sich an, vor den Hauptmahlzeiten ein Glas Mineralwasser oder eine Tasse Brühe zu trinken oder einen Salat zu essen. Das fällt kaum ins Gewicht, füllt aber den Magen und verhindert, daß Sie zu schnell zuviel konsumieren.

● Essen Sie so langsam wie möglich und genießen Sie ganz bewußt jeden Bissen. Dann merken Sie rechtzeitig, wenn Sie satt sind – dieses Signal gibt das Gehirn erst nach etwa 15 bis 20 Minuten.

● Vertreiben Sie Langeweile nicht mit Essen, sondern mit Aktivitäten, die Ihnen Spaß machen.

Haben Sie mal ganz besonders üppig geschlemmt – lassen Sie dafür am nächsten Tag eine Hauptmahlzeit ausfallen.

● ›Fressen‹ Sie Ihre Probleme nicht buchstäblich in sich hinein, sondern sprechen Sie darüber mit Freunden, Verwandten oder eventuell auch Fachleuten.

● Wenn Sie besonders unter Streß zu übermäßigem Essen neigen: Lernen Sie, sich anders zu entspannen, zum Beispiel mit Autogenem Training oder Yoga. Viele Volkshochschulen und Sportvereine bieten dafür preiswerte Kurse an.

● Bewegen Sie sich regelmäßig. Das hilft nicht nur beim Abbau von Spannungen, sondern macht es ›lauernden‹ Pfunden schwerer, sich festzusetzen (lesen Sie dazu bitte auch das Kapitel über Bewegung auf den Seiten 154/155).

● Wiegen Sie sich weiterhin ein bis zwei Mal pro Woche, damit Sie die Kontrolle über Ihr Gewicht behalten.

Die besten Durchhalte-Tips

Vor allem, wenn Sie viel abnehmen wollen, sollten Sie mit gelegentlichen Hindernissen rechnen. Während einer vierwöchigen oder längeren Diät können Ihre guten Vorsätze durchaus mal erschüttert werden: durch Einladungen, plötzliche Heißhunger-Attacken, akuten Streß – vor allem aber durch Lustlosigkeit, wenn die Waage tagelang keinen Gewichtsverlust mehr zeigt. Doch: Gefahr erkannt, Gefahr gebannt – in diesem Kapitel finden Sie viele Tips, wie Sie solche und andere Klippen unbeschadet umschiffen können.

● Fragen Sie Freunde, ob sie eventuell mitdiäten wollen – zusammen fällt das Abnehmen noch leichter.

● Ganz wichtig: Auch und gerade während einer Diät sollten Sie Freude und Spaß am Essen haben. Dafür sorgen zwar schon die Rezepte, aber Sie können auch selbst etwas dafür tun. Richten Sie alle Mahlzeiten so appetitlich wie nur möglich an. Genießen Sie jede Mahlzeit in Ruhe, und lassen Sie sich nicht durch Radio, Fernseher oder Lektüre davon ablenken.

Machen Sie sich nicht zum Sklaven Ihrer Waage. Es genügt völlig, wenn Sie sich alle drei bis vier Tage wiegen!

● Verwenden Sie möglichst kleine Teller. Darauf wirkt das Essen noch üppiger – und Sie haben nicht das Gefühl, sich einschränken zu müssen.

● Legen Sie – abgesehen von den jeweils für die Diät empfohlenen – keine Lebensmittelvorräte an. Die Versuchung, außerplanmäßig zu naschen, ist sonst einfach zu groß.

● Benutzen Sie die Einkaufszettel, die im Anschluß an jede der Diäten dieses Buches abgedruckt sind, und kaufen Sie nie mit leerem Magen ein. So vermeiden Sie Spontankäufe, die Ihren Vorsätzen gefährlich werden könnten.

● Falls Sie noch keine beschichtete Pfanne besitzen – schaffen Sie sich vor dem Diätstart eine an. Denn nur darin können Sie ohne (oder mit wenig) Fett braten.

● Auch eine präzise Küchenwaage ist wichtig für das Funktionieren einer Diät. Denn dabei kommt es oft wirklich auf ein Gramm mehr oder weniger an. Spezielle Diät-Küchenwaagen (von verschiedenen Herstellern) arbeiten absolut gramm-genau. Inzwischen gibt es sogar Computerwaagen, die Kalorien ausrechnen und speichern können.

● Wenn Sie eher nachmittags und abends Hunger haben als in der ersten Tageshälfte, können Sie die Vormittags-Zwischenmahlzeit am späteren Abend als ›Betthupferl‹ essen.

● Sollte Sie trotz der über den Tag verteilten drei beziehungsweise fünf Mahlzeiten doch mal der Hunger überfallen: Greifen Sie auf keinen Fall zu Dickmachern wie Kuchen, Schokolade oder Wurst- und Käsebroten. Halten Sie für solche Hungerattacken lieber einen kleinen Notvorrat bereit: Ein Stück Salatgurke, einige Möhren, ein bis zwei Tomaten, eine rohe Paprikaschote oder auch eine Tasse magere Brühe haben wenig Kalorien und besänftigen den knurrenden Magen.

● Wer gar nicht auf Süßes verzichten kann, darf ab und zu mal eine oder zwei Kugeln Fruchteis oder einen Becher Fertigpudding mit Sahne naschen. Was sonst noch – in Maßen – erlaubt ist, sagt Ihnen die beiliegende Kalorientabelle unter der Rubrik ›Süßigkeiten‹. Aber Achtung: Wenn Sie sich süße Ausrutscher gönnen, müssen Sie dafür – je nach Kaloriengehalt – am jeweiligen Tag ein oder zwei Zwischenmahlzeiten weglassen.

● Schmeckt Ihnen Mineralwasser pur auf Dauer zu langweilig, trinken Sie Limonaden und Säfte mit Süßstoff. Aber auch diese Getränke kommen nicht ganz ohne Kalorien aus. Deshalb noch besser: Mineralwasser mit Zitronensaft oder kalorienreduziertem Fruchtsaft gemischt. Für Abwechslung sorgen auch Tees. Vom schwarzen Tee bis zu Früchte- und Kräutertees ist alles erlaubt, solange Sie Süßstoff verwenden. Auch Kaffee ohne Milch und mit Süßstoff belastet Ihr Kalorienkonto nicht. Sollten Sie schwarzen Kaffee schlecht vertragen: Nehmen Sie wenig (!) Magermilch oder kalorienreduzierte Kaffeesahne.

● Einladungen brauchen Sie auch während einer Diät nicht abzulehnen – vorausgesetzt, Sie halten sich beim Essen an Salate, Gemüse, mageres Fleisch oder Fisch. Tabu sind fette Soßen, Cremes, Puddings, gebundene Suppen und Knabbereien wie Erdnüsse, Kartoffelchips und Salzstangen.

● Alles, was vom Essen ablenkt, erleichtert Ihnen das Durchhalten. Unternehmen Sie deshalb viel; gehen Sie ins Kino, Theater oder Konzerte, frischen Sie Kontakte auf, und treffen Sie sich mit Freunden und Bekannten, lesen Sie, gehen Sie spazieren. Oder treiben Sie Sport!

Bewegen Sie sich so viel und regelmäßig wie möglich. Warum das gerade während einer Diät so wichtig ist, erfahren Sie auf den Seiten 154/155.

Wenn Sie nicht ganz auf Alkohol verzichten wollen: Trinken Sie ein Glas Schorle. Das ist Wein mit viel Mineralwasser gemischt. Das sollte aber die Ausnahme bleiben.

Sollten Sie trotz allen guten Willens mal einen ›Diätunfall‹ haben: Lassen Sie sich davon nicht entmutigen. Versuchen Sie, zuviel gegessene Kalorien wieder einzusparen.

153

Bringen Sie Bewegung in Ihr Leben

Ein ›bewegtes Leben‹ ist meist auch ein schlankes Leben. Denn körperlich Aktive verbrennen mehr Energie; statt des Fettgewebes wachsen die Muskeln. Ein weiterer Vorteil: Gezielte Bewegung hält die Haut straff – das ist um so wichtiger, je mehr Sie abnehmen. Denn bei hohem Gewichtsverlust kommt die Haut mit der Anpassung nicht hinterher – ohne körperliches Training kann sie schlaff werden. Dagegen hilft übrigens auch ein Saunagang pro Woche – und regelmäßiges Abbürsten mit einer Massagebürste. Weitere Hauttips finden Sie auf Seite 115.

Lieber Kür als Pflichtübungen

Auch wenn Abnehmen ohne Sport bestenfalls eine halbe Sache ist – Spaß sollte er Ihnen schon machen. Denn nur dann halten Sie regelmäßiges Training auch wirklich durch. Und nur dann haben Sie dauerhaften Erfolg. Selbstquälerei bringt überhaupt nichts. Suchen Sie sich deshalb eine Sportart aus, die Sie ohne Probleme in Ihren Tagesablauf einbauen können und die Ihnen Freude macht. Für Figur und Kreislauf gleichermaßen gut sind sportliche Aktivitäten wie

- Gymnastik, Fahrradfahren
- Dauerlauf oder Joggen, Schwimmen, Tanzen
- Wandern oder Gehen in schnellerem Tempo.

Besonders günstig, wenn Sie stark übergewichtig sind: Fahrradfahren oder schwimmen. Beides schont die ohnehin stark beanspruchten Gelenke.

Hast und Hetze schaden beim Sport nur. Lassen Sie sich Zeit, damit Sie den Körper nicht überlasten.

Machen Sie sich Luft

Bewegung ist gut, Bewegung an frischer Luft ist besser. Denn dabei wird der Körper optimal mit lebenswichtigem Sauerstoff versorgt. Das stärkt unter anderem Herz, Lunge und Kreislauf.

Deshalb sollten Sie ›aerobe‹ (sauerstoff-intensive) Sportarten wie Laufen oder Radfahren den ›anaeroben‹ (sauerstoff-armen) wie etwa Bodybuilding vorziehen. Und Gymnastik-übungen möglichst im Freien oder am offenen Fenster machen.

Lassen Sie sich Zeit

● Vor allem ganz Untrainierte sollten trotz des neuerwachten Ehrgeizes am Anfang die Sportlichkeit nicht übertreiben – und auf jeden Fall mit einem Arzt besprechen, welche Sportart in Frage kommt und welche eventuell aus gesundheitlichen Gründen nicht.

● Gewöhnen Sie Ihren Körper langsam an die ungewohnte Aktivität.

● Nutzen Sie ganz alltägliche Bewegungsmöglichkeiten wie beispielsweise Treppensteigen statt Fahrstuhlfahren oder Fahr-rad- statt Autofahren – auch das trainiert.

● Am meisten bringt sportliches Training, wenn Sie es ›portionsweise‹ auf die Woche verteilen. Täglich zehn bis 15 Minuten sind gesünder, effektiver und weniger anstrengend als ein oder zwei ganze Trainingsstunden pro Woche.

● Am einfachsten in den Alltag integrieren läßt sich Gymnastik – hier fünf Vorschläge, wie Sie typisch weiblichen ›Problemzonen‹ zu Leibe rücken können:

Für einen straffen Busen: Setzen Sie sich aufrecht hin. Strecken Sie die Arme nach vorn, ballen Sie die Fäuste, und kreuzen Sie in raschem Wechsel 30 Mal die Arme.

Für einen straffen Bauch: Legen Sie sich auf den Rücken, und heben Sie den Kopf. Heben Sie dann Arme und Beine gestreckt an, und kreuzen Sie sie 20 Mal in raschem Wechsel.

Für schlanke Hüften: Stellen Sie sich aufrecht hin, und grätschen Sie die Beine leicht. Kreisen Sie aus der Hüfte heraus jeweils acht Mal nach links und nach rechts.

Für straffe Oberschenkel: Legen Sie sich seitlich auf die rechte Körperhälfte, und stützen Sie sich mit den Händen ab. Strecken Sie das rechte Bein im Winkel ab, und federn Sie mit dem linken Bein 20 Mal nach oben. Dann auf die linke Körperseite drehen und das Ganze wiederholen.

Für einen festen Po: Stellen Sie sich gerade hin, und grätschen Sie die Beine etwas. Spannen Sie dann die Pomuskeln an, so fest Sie können, und lockern Sie sie dann wieder. Machen Sie diese Übung mindestens 20, besser noch 30 Mal.

Übrigens: Die besten Übungen und Informationen finden Sie im JOURNAL-Gymnastikbuch! Lesen Sie bitte dazu den Hinweis auf Seite 156.

Trainieren Sie nicht, wenn Sie erkältet sind, viel gegessen oder Alkohol getrunken haben. Verzichten Sie auch aufs Training, wenn es sehr heiß ist.

Schmerzen sind ein Zeichen von zu großer oder zu einseitiger Belastung. Ausnahme: Muskelkater. Der ist am Anfang ganz normal.

Sollte Ihnen beim Trainieren schlecht oder schwindelig werden: Brechen Sie sofort ab und klären Sie mit Ihrem Arzt die mögliche Ursache.

Fit und gesund – und eine gute Figur

Übergewicht werden Sie am gesündesten mit einer kalorien-reduzierten Mischkost los – eben mit einer der JOURNAL-Diäten in diesem Buch. Wenn Sie auf Dauer fit & gesund bleiben oder werden wollen, dann sollten Sie die richtige Ernährung aber mit der richtigen Bewegung kombinieren. In dem neuen JOURNAL-Buch ›Gymnastik für Körper und Seele‹, das Sie jetzt im Buchhandel finden, stehen auf über 160 Seiten Übungen, die ganz leicht nachzumachen sind und die ganz schnell Erfolge bringen:

● Problemzonen-Gymnastik

Trainieren Sie Ihren ganzen Körper, speziell Busen, Rücken, Oberarme, Bauch, Taille, Hüfte, Po, Oberschenkel, Waden.

● Psycho-Gymnastik

Übungen für Ihre Konzentration gegen Nervosität. Dazu Bio-energetik, Yoga für Anfänger, Stretching, richtiges Atmen, Übungen gegen Schmerzen.

● Ausdauersport

Gehen, Schwimmen, Radfahren, Laufen, Skilanglauf – was für Sie am besten ist und wie Sie mit Ausdauersport sogar abnehmen können.

● Sport & Ernährung

Nutzen Sie die Erfahrungen der Sportmedizin. Hier finden Sie die wichtigsten Fragen und Antworten zum Thema Sport & Ernährung.

● Und die große Gratis-Überraschung im Buch:

Gymnastik-Uhr mit exakter Zeitangabe und praktischer Stopp-Funktion!

DIE NEUE
ERFOLGS
GYMNASTIK

Supertraining für Körper und Seele

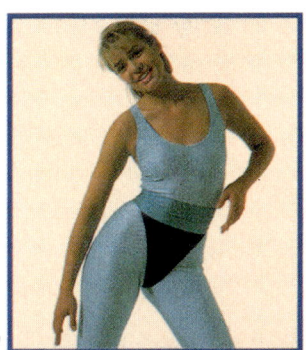

Problemzonen

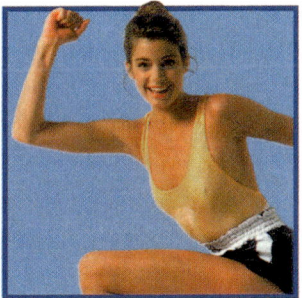

Ausdauersport

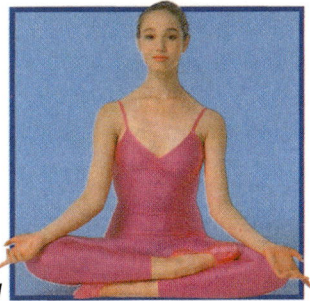

Psycho-Training

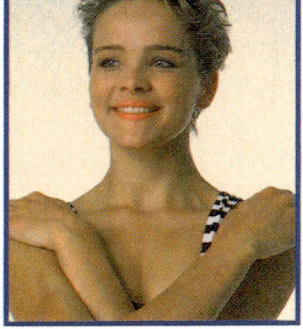

Richtige
Ernährung

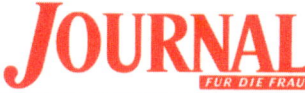

Rezeptregister

Vier-Wochen-Diät

Zwischenmahlzeiten

Zwei-Wochen-Diät

Frühstücke

Warme Mahlzeiten

Kalte Mahlzeiten